Dr. med. Celine Schlager

AF834503

WENNS IM BAUCH ZWICKT, DRÜCKT UND GRUMMELT

Dr. med. Celine Schlager

WENNS IM BAUCH ZWICKT, DRÜCKT UND GRUMMELT

Alles über Verdauung, Blähungen und Unverträglichkeiten bei Babys und Kleinkindern

riva

INHALT

VORWORT

In den vielen Jahren, die ich Kinder und ihre Familien medizinisch begleite, ist mir eines immer wieder begegnet: Der Bauch als sensible Schaltzentrale. Ich habe dieses Buch geschrieben, weil ich gesehen habe, wie oft kleine Kinder unter scheinbar harmlosen Verdauungsbeschwerden leiden und wie sehr diese das gesamte Familienleben beeinträchtigen können. Und ich habe gespürt, wie groß die Unsicherheit bei Eltern ist – zwischen Stillberatung und Beikostfahrplan, zwischen Verstopfung, Durchfall und der Frage, ob das alles »normal« ist oder ob man sich sorgen muss.

Meine fachliche Erfahrung reicht von der Kinderintensivstation über die ambulante Versorgung in kinderärztlichen Praxen bis hin zur Tätigkeit in Kinderkliniken. Seit Jahren arbeite ich zudem beratend für Unternehmen im Bereich der ganzheitlichen Familienmedizin. In meiner Privatsprechstunde online und vor Ort begleite ich Eltern individuell zu Themen wie Impfungen, Nährstoffversorgung, Mikrobiom- und Darmgesundheit, vegetarischer und veganer Kinderernährung, Beikost, Zweitmeinungen, Regulationsstörungen und ganzheitlicher Entwicklungsmedizin.

Neben meiner praktischen Tätigkeit halte ich regelmäßig Vorträge auf Kongressen, für Firmen und in Onlineformaten. Ich bilde mich kontinuierlich fort, unter anderem in den Bereichen Mikrobiommedizin, orthomolekulare Therapie, pflanzenbasierte Kinderernährung, Beikostberatung, Nährstoffmedizin, Impfmedizin, Erste Hilfe und Darmgesundheit. Mein erstes Buch widmete sich der Aufgabe, medizinische Mythen zu entwirren. In allen Bereichen arbeite ich stets auf Augenhöhe mit anderen Fachpersonen und Eltern.

Als Ärztin bringe ich mein Wissen, meine klinische Erfahrung und mein Verständnis für den kindlichen Körper mit. Als Mutter weiß ich, wie es sich anfühlt, nachts ein weinendes Kind im Arm zu halten, dessen Bauch hart und aufgebläht ist, und nichts zu helfen scheint.

Dass Gesundheit im Bauch beginnt, habe ich nicht nur als Ärztin für ganzheitliche Familienmedizin über viele Jahre in der Praxis und als Mutter erlebt, sondern auch selbst als Kind. Ich weiß, wie es sich anfühlt, wenn man unter chronischen Bauchschmerzen leidet, nicht richtig essen kann und mit seinen Beschwerden nicht ernst genommen wird. Dieses Buch ist also aus beiden Perspektiven entstanden: Aus medizinischer, fachlicher

Sicht und menschlicher, emotionaler Realität des Familienlebens. Als Ärztin, die die Wissenschaft kennt. Aber auch als Mama und Kind, die dieses Gefühl kennen.

Diese fachlichen und persönlichen Erfahrungen prägen meinen Blick auf kindliche Verdauungsprobleme. In meiner Praxis begegnen mir täglich Familien, die mit Fragen, Sorgen und Unsicherheiten rund um Bauchweh, Blähungen, Verstopfung oder Unverträglichkeiten zu mir kommen. Oft fehlt es an fundierter, ganzheitlicher und alltagstauglicher Unterstützung.

Hier findest du genau das: verständlich erklärtes Wissen, praktische Hilfe und medizinische Tiefe ohne Überforderung. Du lernst, wie eng der Darm mit Immunsystem, Psyche und Entwicklung deines Kindes verknüpft ist. Und du erfährst, wie du den Verdauungstrakt deines Kindes vom Babyalter bis zur Schulzeit stärken und Beschwerden besser einordnen kannst.

Dabei ist mir wichtig, dir nicht nur Symptome zu erklären, sondern Zusammenhänge zu zeigen. Du bekommst Impulse für Prävention, Hausmittel und naturheilkundliche Begleitung ebenso wie wissenschaftlich fundierte Einblicke in moderne Pädiatrie.

Ich möchte dir helfen, die Sprache des kleinen Bauchs besser zu verstehen und zu wissen, wann er Ruhe braucht, wann Nahrung, wann Bewegung oder auch medizinische Unterstützung. Denn wenn der Bauch in Balance ist, kann ein Kind wachsen, lernen, schlafen, sich entwickeln und sich wohlfühlen in sich und in seiner Mitte. Denn ein gesunder Darm ist kein Randthema. Er ist der Ursprung von Wohlbefinden, Stabilität und Lebensfreude.

Und du als Mama oder Papa kannst so viel mehr tun, als du vielleicht glaubst.

Ich wünsche dir beim Lesen Erkenntnis, Entlastung und vor allem: Vertrauen in dich und dein Kind.

Von Herzen,

Dr. med. Celine Schlager

»Jedes Kind, das zu mir kommt,
bringt nicht nur seine Beschwerden
mit, sondern auch seine Geschichte.
Und jedes Bauchweh erzählt
mehr, als man auf den ersten
Blick sieht.«

Dr. med. Celine Schlager, Ärztin für
Familienmedizin & Mama

Einleitung

DAS KINDLICHE MIKROBIOM

Kindergesundheit beginnt im Bauch und die frühkindliche Verdauung ist weit mehr als nur ein Verdauungsapparat. Sie bildet die Basis für das gesamte körperliche und geistige Wohlbefinden deines Kindes. Der Darm ist ein stark unterschätztes Organ des Körpers. Er ist an sehr vielen Prozessen beteiligt. Umso wichtiger ist es, hier frühzeitig einen guten Grundstein zu legen, und zwar am besten sogar noch vor der Geburt. Vielleicht bist du ja gerade schwanger und liest dieses Buch. Falls nicht, so hab keine Sorge. Es ist nie zu spät.

Die Verdauung ist der Motor für die Gesundheit deines Kindes. Bereits in den ersten Lebensjahren, besonders in den berühmten ersten 1000 Tagen, von denen wir Ärztinnen und Ärzte und Gesundheitsexpertinnen und -experten immer sprechen, etabliert sich ein komplexes Zusammenspiel aus Darmorganzellen, Nährstoffen und einem Mikrobiom, das wie ein eigenes kleines Ökosystem funktioniert. Das kindliche Mikrobiom ist ein faszinierendes, hochdynamisches Ökosystem aus Billionen von Mikroorganismen, das sich in den ersten Lebensjahren formt – mit lebenslangem Einfluss auf Gesundheit, Immunsystem und Stoffwechsel. Schon kurz nach der Geburt besiedeln Billionen von Bakterien den kindlichen Darm. Schätzungen zufolge leben dort über 100 Billionen Mikroorganismen, also etwa zehnmal mehr als körpereigene Zellen im gesamten menschlichen Organismus.

Besonders im Säuglingsalter ist dieses bakterielle Universum noch formbar, sensibel und lässt sich durch Geburtsmodus, Stillen, Ernährung, Medikamente und Umwelteinflüsse prägen. Anders als bei Erwachsenen ist das Mikrobiom von Babys weniger stabil, aber enorm anpassungsfähig. Es durchläuft innerhalb weniger Monate einen bemerkenswerten Reifungsprozess von einer noch unreifen, oft milchsäurebetonten Flora hin zu einem vielfältigen, ausbalancierten Ökosystem.

Dabei übernimmt das Mikrobiom zentrale Rollen. Es unterstützt nicht nur die Verdauung und Nährstoffaufnahme, sondern bildet auch eine Barriere gegen Krankheitserreger, trainiert das Immunsystem und wirkt auf die Entwicklung des Gehirns über die sogenannte Darm-Hirn-Achse.

Gerät dieses fein abgestimmte Zusammenspiel – du kannst es dir vorstellen wie ein Orchester – aus dem Gleichgewicht, zum Beispiel durch Antibiotika, Kaiserschnitt oder fehlendes Stillen, so kann das langfristige Auswirkungen auf Allergien, Infektanfälligkeit oder Verdauungsprobleme haben. Umso wichtiger ist es, das kindliche Mikrobiom von Beginn an zu schützen und zu stärken.

Diese sogenannte Darmflora übernimmt dann unzählige Aufgaben. Sie wandelt Nahrung um, produziert lebenswichtige Stoffe wie Vitamin K, Biotin und kurzkettige Fettsäuren (*short chain fatty acids*, SCFAs), stärkt die Darmbarriere und formt das Immunsystem. Es sind also ganz schön viele wichtige Aufgaben für so ein unterschätztes Organ.

In den ersten beiden Lebensjahren durchläuft das Mikrobiom eines Kindes die drei folgenden fundamentalen Phasen:

1. **Kolonisierung:** *Bifidobacterium* und *Lactobacillus* prägen das Milieu. Dies wird stark beeinflusst durch die Geburt, ob vaginal oder per Kaiserschnitt, durch Stillen und Antibiotika.
2. **Transitionalphase:** Mit Einführung von Beikost entsteht mehr Diversität durch neue Bakterienfamilien, etwa *Lachnospiraceae* und *Bacteroidaceae*.
3. **Stabilisierung:** Nach etwa drei Jahren ähnelt die Darmflora des Kindes zunehmend der eines Erwachsenen.

Der Darm als Schlüssel zur Gesundheit deines Kindes

Wenn ein Kind auf die Welt kommt, beginnt nicht nur ein neues Leben – es beginnt auch ein hochsensibler Aufbauprozess auf vielen Ebenen: körperlich, immunologisch, seelisch und energetisch. Und mittendrin ist der Darm. Er ist weit mehr als ein Organ zur Nahrungsverwertung. Er ist ein lebendiges, fein abgestimmtes Ökosystem – sozusagen die Wurzel der Gesundheit deines Kindes.

Der Darm ist das erste Organsystem, das sich im Mutterleib vollständig entwickelt, und eines der komplexesten: Über 100 Millionen Nervenzellen bilden das sogenannte Bauchhirn, das über die Darm-Hirn-Achse ständig mit dem zentralen Nervensystem kommuniziert. Gleichzeitig sitzen rund 70 bis 80 Prozent aller Immunzellen in der Darmwand. Hier wird täglich zwischen Abwehr und Toleranz entschieden. Ein hochdiverses Mikrobiom aus Billionen Mikroorganismen steuert Verdauung, Entgiftung, Entzündungsprozesse und sogar unsere Emotionen.

In den ersten drei Lebensjahren entsteht ein dynamisches Gleichgewicht im Darm, das langfristig, manchmal sogar lebenslang, die Gesundheit prägt. Wie stabil dieses Gleichgewicht ist, hängt von vielen Faktoren ab: Art der Geburt, Stillverhalten, frühe Bindungserfahrungen, Medikamentengaben wie Antibiotika, aber auch Ernährung, Schlaf, Stress, Umweltreize, familiäre Esskultur und psychosoziale Belastungen.

Ein gesunder Darm schützt vor Allergien, Asthma, Autoimmunerkrankungen, aber auch vor späteren chronischen Krankheiten wie Morbus Crohn, Typ-1-Diabetes oder Adipositas. Über kurzkettige Fettsäuren (SCFAs), Serotonin und andere Botenstoffe beeinflusst er außerdem die Gehirnentwicklung, das Verhalten und die Stressresilienz deines Kindes. Der Satz »Du bist, was du isst« bekommt hier eine ganz neue Tiefe.

Ein empfindsames Verdauungssystem ist oft Ausdruck eines empfindsamen Kindes. Bauchweh ist daher nicht nur ein körperliches, sondern häufig auch ein emotionales oder kommunikatives Symptom. Der Körper spricht, wenn Worte (noch) fehlen.

Als erfahrene Ärztin für ganzheitliche Familienmedizin und Mama möchte ich dir fundiertes Wissen und praktische Hilfe gegen Bauchweh, Verstopfung, Nahrungsmittelunverträglichkeiten, Allergien und andere Verdauungsbeschwerden an die Hand geben. Du lernst, wie du Symptome einordnen und erkennen kannst, wann der Darm deines Kindes Unterstützung braucht. Du erfährst, wie Ernährung, Beikost, Lebensstil und Umweltfaktoren die Darmentwicklung beeinflussen und wie du dein Kind in jeder Phase stärken kannst.

Am Anfang steht dabei dein Wissen: Ich erkläre dir verständlich, wie der kindliche Darm funktioniert, welche Rolle Geburt, Stillen und Mikrobiomförderung spielen und wie du einen gesunden Verdauungstrakt langfristig unterstützen kannst. Du bekommst Erste-Hilfe-Impulse für akute Beschwerden wie Durchfall, Bauchkrämpfe oder Verstopfung und lernst, was wirklich hilft.

Denn: Der Darm ist das Fundament eines gesunden Lebens. Und dein Kind verdient einen gesunden Start – von innen heraus.

Der Darm als Spiegel der Gesamtentwicklung

Aus der Sicht der integrativen Kindermedizin, die Schulmedizin, Naturheilkunde und entwicklungsorientierte Pädiatrie vereint, nimmt die Verdauung eine zentrale Rolle als Schlüsselsystem für viele Lebensbereiche ein. So ist das neurovegetative Gleichgewicht eng mit dem Darm verbunden, insbesondere über den Vagusnerv, den Hauptträger des Parasympathikus. Kurz erklärt ist der Parasympathikus der Teil des sogenannten vegetativen Nervensystems des Menschen, der die Verdauung fördert und in Erholungsphasen wichtig ist. Sein Gegenspieler ist der Sympathikus. Stress, Reizüberflutung oder Unsicherheiten können dabei zu Überaktivität im Darm führen und sich in Symptomen wie Verstopfung oder Durchfall zeigen. Auch die psychosomatische Ebene spielt eine wichtige Rolle, denn der Bauch gilt als Sitz des »inneren Kindes«, der Intuition und der Gefühlswelt. Kinder, die ihre Gefühle nicht ausdrücken können oder dürfen, neigen dazu, diese über körperliche Beschwerden wie Bauchschmerzen, Appetitlosigkeit, Blähungen oder Unruhe zu zeigen. Zudem beeinflussen epigenetische Prozesse (also Steuerungsmechanismen, die die Aktivität der Gene hemmen oder fördern) das kindliche Mikrobiom, das durch Umweltbedingungen geprägt wird und genetische Schalter für entzündungshemmende oder proinflammatorische (entzündungsfördernde) Reaktionen steuern kann. Schließlich spiegelt das Essverhalten eines Kindes häufig wider, wie sicher und geborgen es sich in seiner Umgebung fühlt. Ernährung ist damit auch Ausdruck von Bindung, Nähe und emotionalem Wohlbefinden.

Die aktuelle Forschung bestätigt die Bedeutung des Darms für den ganzen Organismus. Hier konnten zum Beispiel Studien aus der Mikrobiomforschung bestätigen, dass Störungen der frühen Darmflora etwa durch Antibiotika, Kaiserschnitt oder Formulanahrung mit einem erhöhten Risiko für Allergien, Neurodermitis, Adipositas, Reizdarm, ADHS und Autoimmunerkrankungen assoziiert sind.[1] Darüber hinaus zeigte eine 2021 publizierte Langzeitstudie aus den USA, dass die Zusammensetzung des Darmmikrobioms im Kleinkindalter eng mit emotionaler Stabilität und kognitiver Entwicklung korreliert.[2] Eine frühzeitige Förderung des Mikrobioms durch Stillen, ballaststoffreiche Beikost, fermentierte Lebensmittel und probiotische Vielfalt wirkt nachweislich präventiv, also schützend, und zwar nicht nur auf Verdauungsstörungen, sondern auch auf das Verhalten, die Konzentrationsfähigkeit und Resilienz des Kindes.

Für dich wichtig zu wissen ist, dass es sich hierbei immer um ein Zusammenspiel vieler Faktoren handelt. Bitte mach dir keine Sorgen oder Vorwürfe, wenn dein Kind per Bauchgeburt auf die Welt gekommen ist, du dein Kind nicht stillst oder Ähnliches. Auch die Gabe von Antibiotika ist bei einigen Erkrankungen wichtig und sinnvoll.

Häufigkeit und Formen von Verdauungsproblemen bei Kindern

Verdauungsprobleme sind in der kinderärztlichen Praxis an der Tagesordnung. Fast jedes Kind ist im Laufe seiner Entwicklung irgendwann einmal davon betroffen. Sei es als Säugling, wenn der unreife Darm mit der Milchverdauung überfordert ist, oder später, wenn die erste Beikost nicht gut vertragen wird, Stress auf den Bauch schlägt oder der Stuhlgang aus Angst vor dem Töpfchen zurückgehalten wird. Tatsächlich gehören Magen-Darm-Beschwerden zu den häufigsten Gründen für einen Kinderarztbesuch, sogar noch vor Husten oder Fieber.

Etwa jedes dritte Kind im Vorschulalter leidet regelmäßig unter sogenannten funktionellen Verdauungsproblemen, also Beschwerden, für die sich keine körperliche Ursache finden lässt. Besonders häufig sind dabei Verstopfung, Bauchschmerzen, Blähungen, Koliken, Durchfall, Nahrungsmittelunverträglichkeiten und Reflux. Auch im Schulalter treten Verdauungsbeschwerden meist funktioneller Art häufig auf (siehe Seite 98).

Gerade die Verstopfung ist weit verbreitet und betrifft 10 bis 30 Prozent aller Kinder mit Häufung in sensiblen Übergangsphasen wie Abstillen, Beikostbeginn oder »Weg von der Windel« (siehe Seite 56). Der Begriff »Sauberkeitserziehung«, auch wenn er allgemein gebräuchlich ist, suggeriert leider, dass das Kind zuvor »unrein« sei. Sprache prägt auch das Körperbild. Daher spreche ich lieber von einem positiven, natürlichen Umgang mit Ausscheidung, frei von Scham oder Abwertung.

Blähungen und Koliken sind vor allem in den ersten Lebensmonaten weit verbreitet. Etwa 20 bis 40 Prozent aller Babys erleben in dieser Zeit intensive Bauchwehphasen mit viel Weinen und unruhigen Nächten. Die Ursachen sind meist multifaktoriell: Eine noch unreife Verdauung, mikrobielle Dysbalancen, emotionale Reize (siehe Dreimonatskolik, Seite 30). Durchfallerkrankungen, häufig viral bedingt, betreffen Kleinkinder ebenfalls regelmäßig (siehe Seite 76). Bis zu drei Episoden pro Jahr gelten als normal. Seltener, aber nicht zu vernachlässigen, sind chronische Verläufe bei Nahrungsmittelunverträglichkeiten, entzündlichen Darmerkrankungen oder nach gestörter Darmflora etwa durch Antibiotikagabe ausgelöst.

Rund fünf bis acht Prozent der Kinder leiden unter Nahrungsmittelallergien, viele weitere unter funktionellen Unverträglichkeiten wie Laktose- oder Fruktoseintoleranz. Diese werden oft übersehen, können aber eine hohe Leidenslast verursachen. Im Schulalter treten häufiger diffuse Bauchschmerzen ohne klare organische Ursache auf (siehe Seite 98). Oft spiegeln sie emotionale Anspannungen wider und werden leider nicht immer ernst genommen. Der sogenannte »Schulbauch« ist Ausdruck innerer Konflikte, kein Zeichen von Faulheit.

Auch Reflux ist bei Säuglingen weit verbreitet, etwa jedes zweite Baby spuckt regelmäßig (siehe Seite 142). Meist ist das harmlos und ein Zeichen der Reifung. Für Eltern jedoch kann es sehr belastend sein und oft helfen schon einfache, alltagstaugliche Maßnahmen.

Ob Blähungen, Verstopfung, Durchfall oder Bauchweh: Verdauungsprobleme sind selten »nur« körperlich. Sie treten meist im Kontext sensibler Entwicklungsphasen, familiärer Dynamiken oder emotionaler Belastungen auf und zeigen, wie eng Darm und Psyche bei Kindern verbunden sind. Der kindliche Bauch ist ein Spiegel des inneren Gleichgewichts. Er reagiert auf das, was gegessen, aber auch auf das, was gefühlt wird.

Viele dieser Beschwerden wurzeln bereits im Säuglingsalter in der Art der Geburt, dem Stillverhalten, dem Umgang mit Nähe, dem familiären Rhythmus, der Ernährung und nicht zuletzt im Umgang mit Stress. Deshalb lohnt es sich, gerade in dieser frühen Phase mit Achtsamkeit und Wissen den kindlichen Darm beim Wachsen und Reifen zu begleiten. Denn wer früh für eine gesunde Mitte sorgt, stärkt nicht nur die körperliche Abwehr, sondern auch die seelische Stabilität für heute, für die Zukunft, und auch für die ganze Familie. Viele der hier vorgestellten Maßnahmen lassen sich nämlich wunderbar auf Erwachsene übertragen.

In den kommenden Kapiteln wirst du die einzelnen Beschwerdebilder im Detail kennenlernen – mit alltagstauglichem Wissen, fundierter Medizin und konkreten Lösungen. Damit dein Kind von innen heraus gesund aufwachsen kann.

1

Das Verdauungs-system von Säuglingen und Kleinkindern

ANATOMIE UND PHYSIOLOGIE DES VERDAUUNGSSYSTEMS

Der Magen-Darm-Trakt ist bei der Geburt grundsätzlich vollständig angelegt: Speiseröhre, Magen, Dünn- und Dickdarm sowie Leber, Bauchspeicheldrüse und Gallenwege sind vorhanden. Dennoch funktioniert vieles noch anders als später im Leben. So ist der Magen eines Neugeborenen winzig klein – am ersten Lebenstag fasst er nur etwa 5–10 Milliliter, etwa so viel wie eine Kirsche. Dieses kleine Volumen wird oft unterschätzt, dient aber als Schutzmechanismus: Es sorgt dafür, dass der Verdauungstrakt langsam reift, die Darmflora sich anpassen kann und das Mikrobiom behutsam aufgebaut wird. Das wiederum unterstützt langfristig das Immunsystem, den Stoffwechsel und eine gesunde Verdauung. Auch die Magensäureproduktion ist anfangs noch reduziert, was die Schleimhaut schützt, aber gleichzeitig die Eiweißverdauung erschwert.

Für die Verdauung von Kohlenhydraten, Fetten und Eiweißen sind verschiedene Enzyme notwendig. Während die Laktase, die Milchzucker spaltet, meist gut funktioniert, sind andere Enzyme wie die Amylase, die Stärke verdaut, bei Neugeborenen kaum aktiv. Auch die Motilität, also die Bewegungskoordination des Darms, ist noch nicht ausgereift. Der Darm »übt« sozusagen. Das kann zu typischen Beschwerden wie Blähungen, Koliken und unregelmäßiger Verdauung bei vielen Säuglingen führen.

Und Studien zeigen: Je vielfältiger das Mikrobiom im Kleinkindalter ist, desto besser sind die immunologische Resilienz und die metabolische Gesundheit im späteren Leben.[3] Das Verdauungssystem entwickelt sich also nicht nur mit der Zeit, sondern vor allem durch Erfahrung, durch Nahrung, Mikrobiom, Bewegung und emotionale Regulation. Dieses hochdynamische Zusammenspiel beginnt bereits mit dem ersten Stillen oder sogar dem ersten Schreien des Kindes.

Unterschiede zwischen Neugeborenen, Säuglingen und Kleinkindern

Die Entwicklung des Verdauungssystems bei Kindern ist ein faszinierender, dynamischer Prozess, der in klar unterscheidbaren Phasen verläuft. Um das Wohlbefinden und die Gesundheit deines Kindes zu unterstützen, ist es wichtig, die Besonderheiten jedes dieser Lebensabschnitte zu verstehen. Medizinisch betrachtet lassen sich drei Hauptphasen unterscheiden: Die Neugeborenenzeit, das Säuglingsalter bis zum ersten Geburtstag und das Kleinkindalter bis etwa zum dritten Lebensjahr. Jede Phase bringt eigene Herausforderungen und Veränderungen für das Verdauungssystem mit sich, sowohl vom mikrobiellen Aufbau über enzymatische Reifung bis hin zur Anpassung an neue Nahrungsformen und Umweltreize.

NEUGEBORENE (0 BIS 28 TAGE)

Neugeborene starten mit einem nahezu sterilen Darm, da der Magen-Darm-Trakt im Mutterleib so gut wie keine Bakterien beherbergt. Die Besiedlung beginnt unmittelbar bei der Geburt: Bei vaginaler Geburt erfolgt eine Übertragung der mütterlichen Vaginal- und Darmflora, vor allem *Lactobacillus*-Arten, während Kaiserschnittbabys anfänglich eher mit Haut- und Umweltbakterien besiedelt werden.[4] Dies beeinflusst die frühe Entwicklung des Mikrobioms erheblich und kann langfristig Auswirkungen auf die Immunfunktion haben.

In den ersten vier Wochen ernährt sich das Kind ausschließlich von Muttermilch oder Säuglingsnahrung (Formula). Muttermilch enthält spezielle Oligosaccharide, sogenannte Humanmilch-Oligosaccharide (kurz HMOs), die als Präbiotika wirken und gezielt »gute« Bakterien wie *Bifidobakterien* fördern.[5] Als Präbiotika werden generell Nährstoffe bezeichnet, die das Wachstum von »guten« Bakterien im Keim unterstützen. Der Verdauungstrakt ist noch unreif, besitzt nur wenige Enzyme und weist eine erhöhte Durchlässigkeit der Darmschleimhaut auf. Dies unterstützt die Aufnahme von wichtigen Immunstoffen, birgt aber auch ein erhöhtes Risiko für Irritationen.

SÄUGLINGE (1 BIS 12 MONATE)

Im Säuglingsalter entwickelt sich das Mikrobiom zunehmend komplexer und stabiler. Studien zeigen, dass sich mit Einführung der Beikost meist ab dem vierten bis sechsten Monat das Spektrum der Darmbakterien deutlich verändert.[6] Die Aufnahme von komplexeren Nährstoffen wie Faserstoffen, Eiweißen und verschiedenen Kohlenhydraten stellt den Darm vor neue Herausforderungen.

Physiologisch reifen enzymatische Systeme, wie Amylase für Stärke und Proteasen für Eiweiße, erst langsam heran, was erklären kann, warum manche Kinder zu Beginn der Beikost sensible Reaktionen wie Blähungen oder Verstopfung zeigen. Die Darm-Hirn-Achse spielt in dieser Zeit eine wichtige Rolle, da Verdauungsbeschwerden häufig mit dem emotionalen Zustand des Kindes zusammenhängen.[7] Die Immunbarriere des Darms wird durch die Produktion von sekretorischem IgA (Immunglobulin A) verstärkt, was zur Abwehr von Krankheitserregern beiträgt.

KLEINKINDER (1 BIS 3 JAHRE)

Im Kleinkindalter ist das Verdauungssystem meist funktional stabiler und viele enzymatische Systeme sind vergleichbar mit denen Erwachsener ausgebildet. Dennoch bleibt das System empfindlich gegenüber externen Einflüssen. Veränderungen in der Ernährung, Infektionen oder auch emotionale Belastungen können sich deutlich auf die Verdauung auswirken. Die Mikrobiomzusammensetzung nähert sich der Erwachsenenversion an, ist aber noch formbar und kann durch Ernährung und Umwelt moduliert werden. Dieses Alter ist auch entscheidend für die Entwicklung der Immuntoleranz gegenüber Nahrungsmitteln und die Ausbildung eines gesunden Immunsystems. Stress und emotionale Faktoren beeinflussen weiterhin die Darm-Hirn-Achse, was sich auf das Verdauungsverhalten auswirken kann. Eltern erleben in dieser Phase oft typische Verdauungsprobleme ihrer Kinder, wie Verstopfung, Reizungen oder Nahrungsmittelunverträglichkeiten, die jedoch meist vorübergehend sind.

Die Unterschiede zwischen Neugeborenen, Säuglingen und Kleinkindern sind also nicht nur zeitlich, sondern vor allem funktional und biologisch geprägt. Das Verständnis dieser Unterschiede hilft euch Eltern, aber auch Fachpersonen, typische Verdauungssymptome besser einzuordnen, unnötige Sorgen zu vermeiden und gezielt zu unterstützen.

Reifung des Verdauungssystems im 1. Lebensjahr

Das kindliche Verdauungssystem ist ein hochkomplexes, dynamisches System, das sich bereits vor der Geburt auszubilden beginnt und noch weit über die Geburt hinaus reift. Diese Reifung ist kein linearer Prozess, sondern verläuft in Wellen, beeinflusst durch genetische Programme, Umweltfaktoren, Ernährung, hormonelle Regulation und ganz besonders durch die Interaktion mit der Außenwelt, etwa durch Geburt, Stillbeziehung, Nähe und Berührung. Ehrlich gesagt kennen wir bis heute noch gar nicht alle Faktoren, die diese Prozesse beeinflussen.

MEILENSTEINE DER REIFUNG DES VERDAUUNGSSYSTEMS

Im Folgenden werden die wichtigsten Meilensteine der Verdauungsreifung kurz und übersichtlich dargestellt – beginnend mit der Zeit vor der Konzeption.

Präkonzeption und Schwangerschaft

- **Vor der Befruchtung:** Bereits die mütterliche Ernährung und das Mikrobiom beeinflussen die spätere mikrobiologische Grundausstattung des Kindes. Studien zeigen, dass Frauen mit einem vielfältigen, ballaststoffreichen Mikrobiom tendenziell gesündere Bakterien an ihr Kind übertragen.[8]
- **1. Trimester:** Im Embryo bilden sich primitive Darmanlagen ab der dritten Schwangerschaftswoche. Erste Anzeichen des enterischen (zum Darm gehörigen) Nervensystems entstehen und die Grundlage für das spätere »Bauchhirn« wird gelegt.
- **2. Trimester:** Ab circa Schwangerschaftswoche 14 beginnt das Kind Fruchtwasser zu schlucken. Dies ist ein Training für den Magen-Darm-Trakt. Der Darm wird zunehmend durchblutet und Enzyme werden gebildet.
- **3. Trimester:** Nun erfolgt die Mikrobiomvorprägung durch die mütterliche Vaginalflora, das Plazenta-Mikrobiom und das Fruchtwasser. Auch die Immunzellen des Darms, beispielsweise Peyer-Plaques, entwickeln sich. Stillhormone wie Prolaktin bereiten die Mutter-Kind-Verbindung vor.

Geburt und erste Lebenstage

- **Geburt:** Die Art der Geburt beeinflusst die mikrobielle Besiedlung wesentlich. Vaginal geborene Kinder übernehmen primär die vaginale und intestinale Flora der Mutter, zum Beispiel *Lactobacillus,* während Kaiserschnittkinder oft zunächst mit Haut- und Umgebungsbakterien des Krankenhauses kolonisiert werden.
- **Tag 1 bis 3:** Die erste Stuhlentleerung, das sogenannte Mekonium oder umgangssprachlich auch das zähe schwarze Kindspech genannt, enthält abgeschilferte Darmzellen, Fruchtwasserreste und Stoffwechselprodukte. Hier herrscht noch kaum bakterielle Aktivität, aber ein hoher Gehalt an Immunzellen und Enzymen.
- **Milchkick:** Muttermilch enthält neben Nährstoffen auch unverdauliche Oligosaccharide, sogenannte HMOs, die gezielt »gute« Bakterien wie Bifidobakterien fördern. Dies kann man sozusagen als eine Art selektive Mikrobiomlenkung betrachten.
- **1. Lebensmonat:** Die Darmmotilität ist noch unkoordiniert. Die Peristaltik erfolgt teils stakkatoartig, was zu Blähungen führen kann. Der Darm verhält sich sozusagen wie ein »Körperclown«, der erst noch üben muss, mit seinen Muskeln umzugehen. Enzyme wie die Laktase sind bereits aktiv, aber nicht immer ausreichend. Da die Laktase den Milchzucker (Laktose) abbaut, kommt es in dieser Zeit gelegentlich zu einer erhöhten Menge von Laktose. Stillkinder haben nun bis zu acht bis zwölf Stühle pro Tag, also ganz schön viele. Das ist aber völlig normal und kein Zeichen für Durchfall. Ja, ich weiß: Windeln wechseln kann ganz schön anstrengend sein. Auch ich als Mama habe diese ausgelaufenen Windeln nicht geliebt. Zudem beginnt die Darm-Hirn-Achse zu funktionieren und über den Vagusnerv entsteht eine bidirektionale Kommunikation zwischen Verdauung und Emotion.
- **6 bis 12 Wochen:** Nun nimmt die Mikrobiomdiversität zu, unter anderem getriggert durch das Stillen, den Umweltkontakt oder auch die körperliche und emotionale Nähe. Der »Kolikgipfel« (siehe Seite 31) klingt durch die zunehmende Reifung der Darmmotilität und des Nervensystems des Kindes langsam ab. Nun beginnen auch die Verdauungsvorgänge koordinierter zu werden und auch die Gärungsprozesse werden besser reguliert.
- **Bis 6. Monat:** Die immunologische Reifung im Darm nimmt nun richtig Fahrt auf. Die Darmschleimhaut produziert mehr sekretorisches IgA, eine wichtige Schutzbarriere. Insgesamt verbessert sich Barrierefunktion der Darmschleimhaut und sogenannte *leaky gut*-Phasen, also Phasen, in denen der Darm durchlässiger ist, werden seltener. Spannend ist auch, dass Stillkinder im Vergleich zu nicht gestillten Säuglingen seltener Infekte zeigen. Man nimmt an, dass hier synergistische Effekte

von HMOs, IgA, Laktoferrin und lebenden Immunzellen in der Muttermilch eine Rolle spielen.

- **Bis 12. Monat:** Die Einführung der Beikost verändert das Mikrobiom nun fundamental. Es wird »erwachsener«, mit mehr *Firmicutes* und *Bacteroidetes*. Nun steigt auch die Enzymaktivität und die Enzyme Amylase, Lipase und Proteasen werden aktiver.

Für viele Eltern ist es eine Umstellung, dass sich nun der Stuhlgeruch und auch die Konsistenz verändern. Die Häufigkeit nimmt ab und pendelt sich oft auf ein- bis zweimal Stuhlgang pro Tag ein. Hier können nun auch erste »Reiz«-Reaktionen auf bestimmte Lebensmittel möglich sein, zum Beispiel auf Apfel, Möhre, Getreide. Je nach Ausprägung muss dies nicht unbedingt pathologisch (also ein Hinweis auf eine Unverträglichkeit) sein, sondern kann auch ein Zeichen der Anpassung sein.

Wie du siehst, ist die Reifung des Verdauungssystems kein Automatismus, sondern ein sensibler Dialog zwischen biologischen Prozessen, Umwelt, Ernährung und Beziehung. Das Wissen um diese Meilensteine kann helfen, kindliche Verdauungssymptome besser zu verstehen und sie als Ausdruck eines gesunden, wenn auch manchmal holprigen Reifungsprozesses zu sehen.

Der 1. Geburtstag ist nicht nur ein emotionaler Meilenstein – vor allem für die Mama, ich spreche aus Erfahrung. Er markiert auch einen physiologischen Wendepunkt. In kaum einem anderen Zeitraum reift das Verdauungssystem so rasant. Dies beginnt bei der Enzymaktivität: Die Laktase ist von Geburt an aktiv, was ideal für die Verdauung der Milch ist. Die Aktivität der anderen Enzyme, zum Beispiel Lipase, Amylase, Proteasen, steigt über das erste Lebensjahr kontinuierlich an. Auch die Darmbarriere entwickelt sich. Ist anfangs die Darmschleimhaut noch durchlässiger, um Immunfaktoren aus der Muttermilch aufnehmen zu können, so nimmt diese Durchlässigkeit mit der Zeit ab. Dies bedeutet einen Schutz gegen Allergien. Auch beim Mikrobiom tut sich einiges: Die bakterielle Besiedlung schreitet individuell voran, beeinflusst von Geburt, Stillen, Antibiotika, Umwelt, Haustieren und Ernährung. Bifidobakterien dominieren bei gestillten Kindern als eine Art »Ankerflora«. Interessanterweise zeigt eine Studie aus Finnland[9], dass Kinder mit einer vielfältigen, bifidobakterienreichen Darmflora im ersten Lebensjahr ein signifikant geringeres Risiko für Asthma und Allergien im Schulalter hatten.

Typische Entwicklungsphasen und die Verdauung

Wie gerade beschrieben, ist die kindliche Verdauung kein statisches System. Sie reift mit jedem Entwicklungsschritt. Körperliche, neurologische und emotionale Reifung verlaufen synchron, beeinflussen sich wechselseitig und zeigen sich oft zuerst im Bauch.

Was bedeutet das konkret? Ein kurzer Zeitstrahl ist hilfreich, um die Meilensteine der Entwicklung deines Babys in Bezug auf die Verdauung im ersten Lebensjahr besser zu verstehen.

Geburt bis Woche 1: Erste bakterielle Besiedlung, Übergangsstuhl (Mekonium), Umstellung auf Milchverdauung

- Dein Baby kommt meist mit einem sterilen Darm zur Welt. Erst während der Geburt, sei es vaginal oder per Sectio, beim Hautkontakt mit der Mutter und durch das Stillen beginnt die mikrobielle Besiedlung.
- Die Muttermilch enthält präbiotisch wirksame Oligosaccharide, die das Wachstum bestimmter »guter« Darmbakterien wie *Bifidobacterium infantis* fördern.[10]
- Die Verdauung ist noch ineffizient. Die Enzymausstattung und Darmmotorik sind unreif.

Woche 2 bis 6: Etablierung des Stillrhythmus, erste Koliken, Anpassung der Darmflora

- Die Darm-Hirn-Achse beginnt sich auszubilden. Das enterische Nervensystem, das »Bauchhirn«, kommuniziert über den Vagusnerv und Neurotransmitter mit dem zentralen Nervensystem.
- Studien zeigen, dass das Mikrobiom in dieser Phase besonders instabil ist. Schon kleine Umweltveränderungen, wie beispielsweise Antibiotikagaben, Stress oder künstliche Ernährung, können langfristige Folgen haben.[11]
- Die Immunantwort des Darms ist hochaktiv. Das Immunsystem lernt, zwischen »Freund und Feind« zu unterscheiden. Diese Phase ist auch eine Hoch-Zeit für Koliken.

Monat 2 bis 3: Erste Selbstregulationsversuche, Zunahme der Wachphasen

- Die kindliche Neuroentwicklung schreitet rasant voran: Dein Baby beginnt Reize zu verarbeiten. Erste Schlaf-Wach-Rhythmen entstehen.
- Gleichzeitig ist die Verdauung weiterhin empfindlich. Durch die gesteigerte Wachheit erlebst du Blähungen und Unruhe oft intensiver.
- In dieser Phase zeigt sich auch die Bedeutung der elterlichen Co-Regulation besonders deutlich: Dein Baby braucht deine Hilfe, um den »inneren Sturm« zu beruhigen; das gilt auch für den Bauch.

Monat 4 bis 6: Reifung der Enzyme, Zunahme der Darmlänge, Immuntraining

- Die Verdauung wird effizienter: Enzyme wie Amylase für die Kohlenhydrate oder Lipase für die Fette steigen an.
- Gleichzeitig beginnt das sogenannte »window of opportunity« und der Darm wird etwas robuster, Reaktionen auf Muttermilchernährung, Lebensmittel oder Medikamente sind weniger ausgeprägt. Als »window of opportunity« wird in der Medizin ein Zeitraum bezeichnet, in dem das Immunsystem des Säuglings noch formbar ist, das heißt das Immunsystem durch günstige äußere Einflüsse so beeinflusst werden kann, dass es später eher nicht allergisch reagiert, etwa auf Nahrungsmittel.
- Der Darm spielt nun eine zentrale Rolle im Immunsystem: Etwa 70 Prozent der Immunzellen sitzen im Gut-associated lymphoid tissue (GALT, das mit dem Darm assoziierte Lymphgewebe). Studien belegen, dass frühe Reize hier prägend wirken, zum Beispiel der Kontakt mit Tieren, Geschwistern oder der Natur.[12]

Monat 7 bis 12: Beikost, neue Nahrungsmittel, neue Herausforderungen

- Mit der Beikosteinführung verändert sich das gesamte System. Der Stuhl wird fester, Gärungsprozesse nehmen zu und das Mikrobiom diversifiziert sich rasant.
- Viele Kinder reagieren nun sensibel auf neue Lebensmittel, und zwar wegen der Unreife der Enzyme, einer erhöhten Darmdurchlässigkeit oder immunologischer Reaktionen.
- Gleichzeitig wird das Verhalten »sozialer«: Dein Kind isst nicht nur zur Sättigung, sondern beginnt zu erkunden, zu imitieren und zu genießen.

Darm-Hirn-Achse

Zwischen dem zentralen Nervensystem und dem enterischen Nervensystem, dem sogenannten »Bauchhirn«, verläuft ein intensiver, bidirektionaler Austausch. Schon bei Säuglingen lässt sich messen, wie Stress, Berührung, Ernährung oder Schlafqualität die Verdauung beeinflussen und umgekehrt. Ein Teil der Schlüsselmechanismen sind hier der Vagusnerv (der wichtigste Nerv des Parasympathikus), das Mikrobiom und Entzündungsmediatoren (die Botenstoffe einer Entzündungsreaktion). Der Vagusnerv vermittelt Informationen zwischen Darm und Gehirn. Das Mikrobiom produziert Neurotransmitter wie beispielsweise GABA oder Serotonin und beeinflusst dadurch Stimmung und Verhalten. Und Entzündungsmediatoren bestimmen das »Toleranzfenster« des Immunsystems, auch gegenüber Nahrungsbestandteilen. Diese komplexe Achse erklärt, warum Kinder mit Reizüberflutung, Bindungsstress oder Geburtstrauma oft Verdauungsprobleme zeigen und umgekehrt. Der Bauch ist ein Resonanzraum für das Erlebte.

Die Reifung der Verdauung ist also kein isolierter Prozess, sondern eingebettet in die gesamte Entwicklung des Kindes. Wenn wir auf die Meilensteine der körperlichen, neurologischen und emotionalen Entwicklung achten und auf das Mikrobiom als stillen Mitspieler, können wir viele Symptome besser verstehen. Und wir Eltern können diese Symptome dadurch gezielter begleiten.

Denn viele Eltern erleben in bestimmten Phasen besondere Herausforderungen, die tatsächlich oft parallel zu neurologischen oder emotionalen Entwicklungsschritten verlaufen. Seien es die »Dreimonatskoliken«, in denen das Baby plötzlich abends herzzerreißend schreit und die Ursachen hier oft multifaktoriell sind: unreife Motilität, Gasbildung oder Reizüberflutung. Für Eltern stellt dies oft eine zermürbende Zeit dar (siehe Seite 30). Ein anderes Beispiel ist der Beginn der Beikost: Der Übergang von Milch zu Brei ist ein komplexes Training für den Darm. Er muss sich an neue Reize, Konsistenzen und Bakterienquellen gewöhnen. Verstopfung, Blähungen und veränderter Stuhl sind häufig, aber nicht zwingend Zeichen einer Erkrankung. Sobald das Kind krabbelt oder läuft, kommt dann Bewegung in die Verdauung. Gleichzeitig kann sich der psychische Druck erhöhen, zum Beispiel bei der »Sauberkeitserziehung«. Manche Kinder reagieren darauf mit funktioneller Verstopfung oder psychosomatischen Bauchschmerzen (siehe Seite 98). Eltern dürfen sich in diesen Phasen begleitet fühlen, denn es sind keine Zeichen von Versagen, sondern normale Entwicklungsschritte eines lernenden Systems.

AUSWIRKUNGEN VON SCHWANGERSCHAFT UND STILLZEIT AUF DIE VERDAUUNG

Bereits im Mutterleib beginnt die Geschichte des kindlichen Darms. Die Forschung hat in den letzten Jahren Hinweise darauf geliefert, dass schon intrauterine Einflüsse, etwa das Mikrobiom der Mutter, das Immunsystem und die spätere Darmflora des Kindes prägen können.[13] Die Ernährung der Mutter spielt hier eine wichtige Rolle für das kindliche Mikrobiom. Eine ballaststoffreiche, pflanzliche Kost wirkt sich positiv auf die mütterliche Darmflora aus und könnte dadurch das Risiko für spätere Allergien beim Kind senken. Gleichzeitig kann chronischer Stress in der Schwangerschaft über neuroendokrine Mechanismen (also ein Wechselspiel zwischen Nervensystem und Hormonsystem), etwa durch das Stresshormon Cortisol, das kindliche Mikrobiom beeinflussen und die Reifung des Verdauungstrakts verzögern. Antibiotikagaben in dieser Zeit sind zwar oft notwendig, haben jedoch nachhaltige Folgen, da sie sowohl die mütterliche als auch die kindliche Darmflora verändern können. Besonders hervorzuheben ist die Muttermilch, die als evolutionäres Meisterwerk gilt, denn sie liefert nicht nur Nahrung, sondern auch Immunzellen, spezielle Oligosaccharide, Enzyme und lebende Bakterien, die das kindliche Immunsystem und Mikrobiom aktiv unterstützen. Studien zeigen, dass gestillte Kinder ein signifikant geringeres Risiko für Infektionen, Darmentzündungen und spätere chronische Erkrankungen aufweisen.[14]

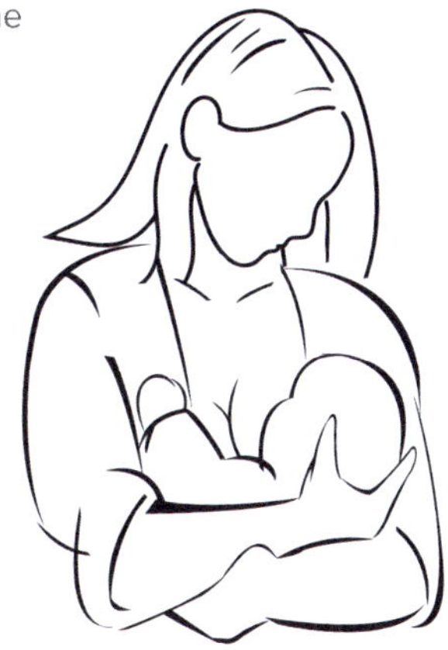

Das Verdauungssystem eines Kindes ist also wahrhaftig ein Spiegel seiner Umgebung. Es zeigt – im wörtlichen, aber auch im übertragenen Sinne –, was das Kind aufnimmt. Nahrung, Nähe, Erfahrungen und Gefühle; all das geht durch den Bauch. Und, wenn wir genau hinschauen, erzählt der Bauch uns mehr über ein Kind, als Worte es je könnten.

2

Symptome und Diagnose von Verdauungsproblemen

HÄUFIGE SYMPTOME VON VERDAUUNGSSTÖRUNGEN

Bauchschmerzen, Blähungen, Durchfall, Verstopfung oder auffällige Stuhlfarben: Viele Eltern machen früher oder später Bekanntschaft mit diesen Themen. Was für uns Erwachsene oft wie eine harmlose Befindlichkeitsstörung wirkt, kann für Kinder ein zentrales und sehr reales Erlebnis sein. Denn der Bauch ist weit mehr als ein Verdauungsorgan. Er ist ein sensibler Resonanzraum für körperliche wie seelische Empfindungen.

Die Symptome kindlicher Verdauungsprobleme sind oft Ausdruck einer Entwicklung in Bewegung – manchmal holprig, manchmal laut, aber meist reversibel. Die Kunst liegt darin, zwischen »normalem Reifungsprozess« und »behandlungsbedürftigem Problem« zu unterscheiden. Eltern brauchen hier nicht nur medizinisches Wissen, sondern auch Ermutigung und das Gefühl durch das Umfeld: Wir sehen euch. Und wir nehmen den Bauch eures Kindes genauso ernst wie ihr.

Hier braucht es eben Aufmerksamkeit, Geduld und, wo nötig, eine sorgfältige medizinische Einschätzung. Denn die Symptome betreffen nicht nur den Bauch, sondern oft das gesamte Wohlbefinden des Kindes – körperlich, emotional und familiär.

Bauchschmerzen und Koliken

Vor allem in den ersten Lebensmonaten sind im Volksmund Dreimonatskoliken genannte Beschwerden ein weitverbreitetes Phänomen. Die Ursache ist multifaktoriell; beteiligt sind unreife Darmbewegungen, vermehrte Gasbildung, ein unausgereiftes Nervensystem und nicht zuletzt eine hohe Sensitivität für emotionale Reize.

Kaum ein Thema verunsichert Eltern in den ersten Lebensmonaten mehr als das: Das Baby schreit, krümmt sich, scheint sich vor Schmerzen zu winden. Trotz des dramatischen Erscheinungsbildes sind Säuglingskoliken medizinisch meist harmlos, das heißt, sie sind kein Hinweis auf eine organische Erkrankung. Viele Eltern beschreiben diese Phase als extrem belastend und außerdem das Gefühl, nicht helfen zu können, das eigene

Kind nicht zu verstehen, ständig in Alarmbereitschaft zu sein. Schuldgefühle, Erschöpfung und Verzweiflung sind keine Seltenheit. Deshalb ist es so wichtig, Eltern in dieser Phase zu entlasten, aufzuklären und zu begleiten. Der Begriff Dreimonatskoliken wird viel benutzt, ist aber medizinisch überhaupt nicht klar definiert. Was sind der Dreimonatskoliken? Was steckt dahinter? Und wie lässt sich das von anderen Ursachen wie Regulationsstörungen unterscheiden?

Dreimonatskoliken beschreiben ein wiederkehrendes, heftiges Schreien bei ansonsten gesunden Säuglingen in den ersten Lebensmonaten, das typischerweise in der zweiten bis vierten Lebenswoche beginnt, einen Höhepunkt um die sechste bis achte Woche erreicht, und oft um den dritten Monat abklingt. Die Definition ist klinisch: Über drei Stunden Weinen an mindestens drei Tagen pro Woche über mehr als drei Wochen.

Doch diese Definition ist heute umstritten, denn sie beschreibt zwar das Verhalten, erklärt aber nicht die Ursache. Neuere Studien gehen davon aus, dass »Koliken« eher ein unspezifisches Ausdrucksverhalten sind, sozusagen ein »Symptom ohne Diagnose«.[15, 16]

Die genaue Ursache von Säuglingskoliken ist bis heute nicht abschließend geklärt. Vermutlich handelt es sich, wie oben bereits kurz erwähnt, um ein multifaktorielles Geschehen:

- **Unreife des Verdauungssystems:** Gärungsprozesse, Gasansammlungen, fehlende Enzymaktivitäten könnten zu Schmerzen und Spannungen führen.
- **Verändertes Mikrobiom:** Studien zeigen, dass Kolik-Kinder oft eine geringere Diversität der Darmflora haben, mit vermehrt gasbildenden Keimen.[17]
- **Neurovegetative Unreife:** Eine Dysbalance im vegetativen Nervensystem, zum Beispiel durch übermäßige Sympathikusaktivität, kann die Regulationsfähigkeit einschränken.
- **Elterliche Co-Regulation:** Kinder mit weniger beruhigender elterlicher Nähe oder hoher Anspannung im familiären Umfeld zeigen häufiger Koliksymptome.[18]

Oft fragen sich Eltern dann auch, ob Koliken das gleiche sind wie eine Regulationsstörung. Und tatsächlich lassen sich Dreimonatskoliken oft nicht ganz genau von Regulationsstörungen trennen. Viele Kinder mit ausgeprägten Koliksymptomen zeigen auch Schlafprobleme, Fütterstörungen oder emotionale Überforderung. Die Gemeinsamkeit ist, dass das System im Ungleichgewicht ist. Der Unterschied ist, dass bei Regulationsstörungen mehrere Systeme gleichzeitig betroffen sind, wohingegen bei Koliken primär das Schreien und die Bauchbeschwerden im Fokus stehen. Die Unterscheidung ist aber nicht immer klar deutlich.

Manche Expertinnen und Experten sehen Koliken daher als Teilphänomen einer übergeordneten Regulationsproblematik. Die Praxis zeigt hier, dass eine ganzheitliche Sichtweise mehr hilft als die Suche nach einer eindeutigen Diagnose.

Was hilft nun aber bei Koliken? Die folgenden Ratschläge basieren auf Ergebnissen aktueller Studien und beinhalten auch ein paar praktische Tipps aus ärztlicher Sicht, aber auch Mama-Perspektive:

- **Tragen:** Getragene Babys schreien im Schnitt um 43 Prozent weniger. Studien belegen einen klaren Effekt auf Koliken durch Körperkontakt.[19]
- **Probiotika:** Besonders *Lactobacillus reuteri DSM 17938* hat sich in Studien als wirksam erwiesen, die Schreidauer zu reduzieren, vor allem bei gestillten Säuglingen.[20]
- **Osteopathie:** Sanfte manualtherapeutische Verfahren zeigen in kleinen Studien positive Effekte, auch wenn weitere Forschung nötig ist.[21]
- **Rituale und Rhythmus:** Vorhersehbare Abläufe, gedimmtes Licht am Abend, ein warmes Bad. Sie helfen nicht nur dem Kind, sondern auch den Eltern, innerlich zur Ruhe zu kommen.

Koliken sind im Endeffekt Ausdruck eines unreifen Systems, das noch lernen muss, mit Reizen, Nahrung und Emotionen umzugehen. Und das gelingt am besten mit Nähe, Geduld, gutem Wissen und einer Portion Mitgefühl, auch für sich selbst. Denn niemand kann sein Kind immer sofort beruhigen. Aber allein das Dasein und das geduldige Aushalten wirken oft schon wie Medizin. Viele dieser Kinder zeigen auch Schwierigkeiten beim Schlafen, Trinken oder in der Selbstregulation. Der Bauch wird hier zum Ventil, manchmal auch zur einzigen Möglichkeit, sich auszudrücken. Und die Abgrenzung zu den sogenannten Regulationsstörungen ist, wie erwähnt, nicht immer so einfach (zu kolikähnlichen Bauchschmerzen bei älteren Kindern siehe Seite 69).

REGULATIONSSTÖRUNGEN

In den ersten Lebensmonaten wirken Körper und Seele eines Kindes wie ein einziger Organismus: ungetrennt, durchlässig, unmittelbar. Das gilt auch für die Verdauung. Sie ist nicht nur ein physiologischer Prozess, sondern eng mit der emotionalen und neurologischen Regulation des Kindes verbunden. In der Praxis sehe ich viele Babys, bei denen sich Bauchweh, Unruhe, häufiges Schreien und Schlafstörungen gegenseitig verstärken. Es entsteht ein regelrechter Teufelskreis. Hier lohnt sich ein Blick über den Tellerrand hin zu den Regulationsstörungen. Aber was ist das überhaupt?

Regulationsstörungen bezeichnen Schwierigkeiten eines Säuglings oder Kleinkindes, grundlegende körperliche und emotionale Zustände zu regulieren, also etwa Schlaf, Nahrungsaufnahme, Schreiverhalten oder die Reaktion auf äußere Reize. Häufig treten diese Störungen in Kombination auf. Sie betreffen etwa 15 bis 20 Prozent der Säuglinge in den ersten sechs Lebensmonaten.[22]

Typische Anzeichen sind:

- Exzessives, untröstliches Schreien (sogenannte »Schreibabys«)
- Schwierigkeiten beim Einschlafen oder Durchschlafen
- Fütterstörungen (ständiges Abstoßen der Brust oder Flasche, Gedeihstörung)
- Exzessive Blähungen, häufige Bauchschmerzen, unregelmäßiger Stuhl

Regulationsstörungen sind keine »Störung« im Sinne einer Erkrankung, sondern im Endeffekt ein Ausdruck einer Überforderung der kindlichen Selbstregulationsmechanismen. Sie zeigen, dass das System aus dem Gleichgewicht geraten ist und Unterstützung braucht – sowohl körperlich als auch emotional.

Gerade in diesen frühen Lebensmonaten sind Eltern oft besonders sensibel für die Signale ihres Kindes. Nicht selten fühlen sie sich jedoch hilflos, wenn das Baby scheinbar grundlos schreit, sich nicht beruhigen lässt oder die Verdauung immer wieder Probleme bereitet. Die Unsicherheit wächst, und manchmal entstehen Schuldgefühle oder Sorgen, etwas falsch zu machen.

Dabei ist es wichtig zu wissen, dass Regulationsstörungen ein häufiges, vorübergehendes Phänomen sind und nichts mit Versagen auf seiten der Eltern zu tun haben. Vielmehr spiegeln sie die enorme Anpassungsleistung wider, die Babys in den ersten Monaten ihres Lebens vollbringen müssen. Das Verdauungssystem entwickelt sich erst allmählich, ebenso wie die Fähigkeit, Reize zu verarbeiten und sich selbst zu beruhigen.

Was haben diese Regulationsstörungen nun mit der Verdauung zu tun?

Der Bauch ist bei Babys ein hochsensibles Organ. Das sogenannte Bauchhirn, das enterische Nervensystem, besitzt fast so viele Nervenzellen wie das Rückenmark. Es kommuniziert intensiv mit dem zentralen Nervensystem über die sogenannte Darm-Hirn-Achse. Studien zeigen, dass Kinder mit Regulationsstörungen oft eine veränderte Darmmotilität, ein sensibles Mikrobiom oder ein unreifes Stressverarbeitungssystem aufweisen.[23]

Stress oder Überreizung führen zum Beispiel über die Hypothalamus-Hypophysen-Nebennieren-Achse (HPA-Achse) zu einer erhöhten Cortisolausschüttung. Als HPA-Achse wird dieses System bezeichnet, weil sich diese drei Organe über Hormone gegenseitig in ihrer Funktion regulieren. Die erhöhte Cortisolausschüttung verändert die Darmdurchlässigkeit und Mikrobiomzusammensetzung. Umgekehrt beeinflusst das Mikrobiom direkt die Produktion von Neurotransmittern wie zum Beispiel Serotonin, was wiederum Auswirkungen auf Stimmung und Regulation hat.

Gerade bei Bauchweh, das immer wieder ohne klare organische Ursache auftritt, lohnt sich also ein Blick auf das »Drumherum«, also Schlafrhythmus, elterliche Regulation, Stresslevel in der Familie, Stillbeziehung oder auch Geburtserlebnis. Und als Mama kenne ich es nur zu gut, wie schnell sich Stress oder andere Probleme im Alltag häufen. Oft zeigt sich nämlich, dass der Bauch nicht primär das Problem ist. Er reagiert nur.

In der modernen Entwicklungsmedizin betrachten wir kindliches Wohlbefinden nämlich nicht isoliert, sondern als Ergebnis eines Zusammenspiels von Körper, Psyche und Umwelt. Besonders im ersten Lebensjahr beeinflusst die emotionale Beziehung zwischen Eltern und Kind maßgeblich die Reifung der physiologischen Systeme. Studien[24] zeigen, dass eine sichere Eltern-Kind-Bindung stabilisierend auf die physiologische Stressantwort wirkt und die Schlaf- und Verdauungsregulation verbessert. Frühkindlicher Stress hingegen, zum Beispiel durch eine belastende Geburt, Frühgeburt, Trennung oder Überreizung, kann zu persistierenden Regulationsproblemen führen. Frühzeitige Unterstützung hingegen, zum Beispiel durch Schreiambulanzen oder bindungsorientierte Beratung, verbessert die langfristige Entwicklung deutlich.

Was Eltern konkret tun können:

1. **Beobachten statt bewerten:** Ist das Kind regelmäßig überreizt? Gibt es Muster, zum Beispiel »Bauchweh immer nach viel Besuch«? Gibt es Entlastungsmöglichkeiten?
2. **Rhythmen etablieren:** Feste Abläufe, Schlafenszeiten und ruhige Übergänge unterstützen die Reifung von Regulationssystemen. Gerade beim Thema Verdauung können kleine Routinen viel bewirken, zum Beispiel ein beruhigendes Bad oder eine Bauchmassage nach dem Abendstillen (siehe Seite 151).
3. **Körperkontakt, Körperkontakt, Körperkontakt:** Tragen, Kuscheln, sanftes Berühren, denn Nähe ist Medizin. Sie reguliert Puls, Atmung, Hormonlage und wirkt wie ein Puffer gegen äußeren Stress. Du glaubst nicht, wie oft ich meinen Sohn in den ersten Lebensmonaten getragen habe. Er hat quasi auf mir gelebt. Und ich weiß auch, wie herausfordernd das ist. Aber alles ist eine Phase: Das klingt nach einem abgedroschenen Spruch, aber es ist einfach so wahr. Es geht vorüber, und irgendwann vermissen wir diese Phase vielleicht sogar ein winziges bisschen – oder vielleicht auch nicht.
4. **Entlastung holen:** Wenn das Kind über Wochen viel schreit, kaum schläft oder ständig Bauchweh hat, ist das eine extreme Belastung für Eltern. Es ist kein Zeichen von Versagen, sondern von Fürsorge, sich Hilfe zu holen bei Freundinnen und Freunden, Hebammen, Kinderärztin oder Kinderarzt, Schreiambulanzen oder psychosozialen Beratungsstellen.
5. **Sanfte Methoden unterstützen:** Osteopathie, Babymassage, Craniosacraltherapie: Viele dieser Methoden haben in Studien positive Effekte auf »Schreibabys« und Verdauungsbeschwerden gezeigt.[25] Aber es sollte auch nicht zu einem stressigen Termin- und Behandlungsmarathon mutieren. Denn oft ist weniger auch mehr.

Regulationsstörungen sind also Ausdruck einer Übergangszeit. Ein »Nicht-krank-Sein«, das dennoch Unterstützung braucht. Sie erinnern uns daran, dass Verdauung nicht nur ein körperlicher, sondern auch ein seelischer Prozess ist. Wenn wir als Eltern und Fachpersonen mit Ruhe, Empathie und Wissen begleiten, können wir viel bewirken, nicht nur für den Bauch, sondern für das ganze Kind (und die Familie).

Der Windelinhalt meines Kindes macht mir Sorgen

Ein Klassiker in vielen Kinderarztpraxen ist die Frage: »Der Stuhl ist grün. Ist das normal?« Diese Frage wird mir sehr häufig gestellt, während mir zusätzlich ein Bild vom Windelinhalt gezeigt oder mir die Windel direkt unter die Nase gehalten wird.

Tatsächlich gibt es eine große Bandbreite an Normalität, die Eltern oft nicht kennen und die auch verunsichern kann. Grünen oder gelben Stuhlgang kennen wir eben von uns Erwachsenen eher nicht so, es sei denn, wir haben 5 Kilogramm Spinat gegessen. Darum möchte ich hier einordnen, welche Stuhlfarbe bei Kindern was bedeuten kann:

Farblos:
Mögliche Funktionsstörung der Galle oder Leber → dringend ärztlich abklären lassen

Gelb:
Typisch für gestillte Babys, weich, teils käseartig, Farbintensität kann unterschiedlich sein, bei gestillten Babys meist Farbe wie Senf

Grün:
Harmlos (vorausgesetzt, es geht dem Baby gut), zum Beispiel bei schneller Darmpassage oder Eisenaufnahme

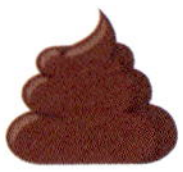

Rot:
Kann harmlos sein (zum Beispiel Rote Bete), sollte aber auf Blut untersucht werden → ärztliche Abklärung

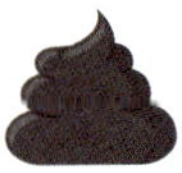

Schwarz:
Mekonium (Kindspech) in den ersten Lebenstagen ist normal, später ein Warnsignal (zum Beispiel Blut aus dem oberen Verdauungstrakt)

Die verschiedenen Farben des Stuhls bei Säuglingen und die Ursachen

Wenn Eltern sich Sorgen machen, ist das ein legitimer Grund für eine medizinische Ein schätzung – allein schon, um Entlastung zu schaffen.

Die Sorge um das Wohlergehen des eigenen Kindes ist zutiefst menschlich und verständlich, besonders in den ersten Lebensmonaten, wenn alles noch neu und ungewohnt erscheint. Es gibt keine »falschen« Fragen oder übertriebenen Ängste, denn jedes Kind ist individuell und jede Familie erlebt ihre ganz eigenen Herausforderungen. Manchmal reicht schon ein kurzes Gespräch oder eine professionelle Einschätzung, um Unsicherheiten zu klären und wieder mehr Vertrauen in die eigenen Beobachtungen zu gewinnen.

Der Anblick voller Windeln ist für uns Kinderärztinnen und Kinderärzte normal und gehört zum Alltag in der Praxis. Wir wissen, wie groß die Bandbreite an Farben, Konsistenzen und Gerüchen sein kann, und sind darauf vorbereitet, alles zu sehen – von grünem bis zu gelbem Stuhl, von hart bis flüssig. Wenn du dir also unsicher bist und dich der Stuhl deines Kindes beunruhigt, dann mach gerne ein Foto vom Windelinhalt oder bringe die Windel samt Inhalt im Zweifel mit in die Praxis zur Untersuchung deines Kindes. Keine Sorge: Wir sind das gewohnt und können das ab.

Hilfe! Ist das noch normal?

Viele Symptome bewegen sich in einer Grauzone zwischen »noch physiologisch« und »klinisch auffällig«. Ein wiederkehrender Blähbauch nach dem Stillen kann völlig normal sein oder Zeichen einer Laktoseunverträglichkeit. Hier hilft ein genaues Anamnesegespräch, aber auch die Beobachtung der Umstände: Wann treten Beschwerden auf? Welche Nahrungsmittel wurden eingeführt? Gibt es familiäre Vorbelastungen? All diese Informationen helfen uns, ein umfassendes Bild zu bekommen und die Situation besser einzuschätzen.

Viele Eltern fragen sich bei jeder Veränderung im Verhalten oder Stuhl ihres Babys: Ist das noch normal oder muss ich mir Sorgen machen? Die Antwort ist oft: Es kommt darauf an, und zwar auf das Alter, das gesamte Erscheinungsbild des Kindes und auf den Verlauf der Beschwerden. Ein einmaliger ungewöhnlicher Stuhlgang ist meist kein Grund zur Sorge, während wiederkehrende Symptome, Veränderungen im Allgemeinzustand oder begleitende Beschwerden wie Fieber oder Gewichtsverlust Anlass für eine genauere Abklärung sein können. Wichtig ist, dass du deine Beobachtungen teilst und dich nicht scheust, Fragen zu stellen. Gemeinsam können wir herausfinden, ob alles im Rahmen der normalen Entwicklung verläuft oder ob weiterer Handlungsbedarf besteht.

Die Tabelle bietet eine Orientierungshilfe anhand typischer klinischer Bilder, gegliedert nach Ampelfarben: Grün = Normal, Gelb = Beobachten, Rot = In der Arztpraxis vorstellen.

Symptom/ Beobachtung	Das ist (noch) normal	Beobachten (gelb)	Abklärung nötig (rot)
Stuhlfrequenz	Bis 10-mal täglich oder auch nur alle 5 Tage (v.a. gestillte Babys)	Plötzliche Änderung ohne andere Symptome	Kein Stuhlgang für mehr als 7 Tage und Bauch hart und Erbrechen
Stuhlfarbe	Gelb, senfgelb, grünlich (bei Stillkindern)	Hellgrau oder sehr dunkel ohne Ursache	Rot (Blut), weiß (Gallestau), pechschwarz (Magenblutung?)
Blähungen	Häufig in den ersten 3 Monaten	Dauerhafte Unruhe, auch nachts	Stark aufgeblähter Bauch und Erbrechen und Apathie
Schreien	Weniger als 3 Stunden am Tag, vor allem abends	Mehr als 3 Stunden am Tag, an mehr als 3 Tagen in der Woche	Durchgehend schrilles Schreien und Fieber und Blässe
Erbrechen	Gelegentliches Spucken, vor allem nach dem Stillen	Häufiges, schwallartiges Erbrechen (dem Kind geht es grundsätzlich aber gut)	Galliges (grünes) Erbrechen, Zeichen für Darmverschluss
Gedeihen	Guter Appetit, langsames, aber stetiges Wachstum	Stagnation im Gewicht	Gewichtsabnahme, Trinkverweigerung
Allgemeinzustand	Wirkt wach, interessiert, lässt sich beruhigen	Unruhig, schläft schlecht	Lethargisch, reagiert kaum, Fieber

Diese Tabelle ersetzt keine ärztliche Diagnostik, aber sie kann dir als Elternteil helfen, Symptome besser einzuordnen und Unsicherheiten abzubauen.

WANN MUSS ICH MIT MEINEM KIND ZUM ARZT?

Grundsätzlich gilt: Ein Besuch in der Arztpraxis sollte lieber einmal mehr als einmal zu wenig stattfinden. Du bist als Elternteil der Experte für dein Kind. Wenn dein Bauchgefühl nicht stimmt, lohnt sich eine Abklärung.

Aber natürlich ist nicht jede Unregelmäßigkeit bei der Verdauung eines Kindes Grund zur Sorge, denn viele Beschwerden sind vorübergehend und lassen sich durch Beobachtung, Ernährung oder Hausmittel gut begleiten. Und ja, ich kann es als Mama verstehen: Wenn es das eigene Kind betrifft, malt man sich schnell einmal die schlimmsten Dinge aus, vor allem wenn dann gegoogelt wird. Aber dieses Buch soll eben dazu beitragen, in genau solchen Situationen eine Hilfe zu sein und dich zu beruhigen.

Dennoch gibt es Situationen, in denen eine ärztliche Abklärung nicht aufgeschoben werden sollte und sinnvoll ist, auch wenn es (noch) keine akuten Warn- oder Alarmzeichen gibt. Es lohnt sich, in folgenden Situationen einen Termin bei der Kinderärztin oder dem Kinderarzt zu vereinbaren:

- Die Verdauungsbeschwerden bestehen über mehrere Wochen, beispielsweise wiederkehrende Bauchschmerzen, chronische Verstopfung oder Durchfälle ohne eine klare Ursache.
- Du beobachtest Auffälligkeiten im Stuhl, wie sehr heller, schleimiger oder immer wieder übel riechender Stuhl.
- Dein Kind klagt ständig über Bauchweh, auch wenn keine objektiven Zeichen vorliegen, also das Kind beispielsweise keine erhöhte Temperatur hat oder ein normales Essverhalten zeigt.
- Es treten Entwicklungsverzögerungen auf oder dein Kind gedeiht schlecht, wächst also nicht richtig oder nimmt kaum an Gewicht zu.
- Appetitlosigkeit, Blässe, Müdigkeit oder Reizbarkeit halten länger an; das können Hinweise auf Nährstoffmangel oder stille Entzündungen sein.
- Dein Kind hat chronischen, wässrigen Durchfall mit Gedeihstörung oder Entwicklungsverzögerung.

- Du als Elternteil hast ein ungutes Bauchgefühl und merkst, dass »etwas nicht stimmt«, auch wenn es schwer zu benennen ist.

Gerade bei anhaltenden Beschwerden, die den Alltag deines Kindes beeinflussen oder dich als Familie stark beschäftigen, ist eine ganzheitliche Einschätzung hilfreich: Laborwerte, Wachstumskurven, Ernährungsanamnese, gegebenenfalls ein Ultraschall oder Stuhluntersuchungen können hier wichtige Puzzlesteine sein.

Red Flags: Wann handelt es sich um einen Notfall?

Sogenannte Red Flags in der Medizin sind Warnzeichen, bei denen du dein Kind unverzüglich ärztlich vorstellen solltest, entweder in der Kinderarztpraxis oder, je nach Dringlichkeit, direkt in der Notaufnahme. Du solltest in solchen Situationen also zum Beispiel nicht bis Montag warten, denn laut meiner Erfahrung treten solche Sachen meist am Abend oder Wochenende auf. Was sind also die Alarmzeichen?

- Blut im Stuhl, insbesondere hellrotes Blut auf dem Stuhl oder schwarz gefärbter (teerartiger) Stuhl
- Anhaltendes Erbrechen, besonders bei gleichzeitiger Trinkverweigerung, mit Lethargie oder Bauchschmerzen
- Hohes Fieber über 39 Grad Celsius in Kombination mit Verdauungsbeschwerden (Erbrechen, Durchfall, Bauchschmerzen)
- Dehydrationszeichen trockene Lippen, eingesunkene Fontanelle, seltenes Wasserlassen, Apathie
- Harter, geblähter Bauch, sichtbares Unwohlsein oder schmerzhafte Berührbarkeit als Hinweis auf eine mögliche akute Entzündung oder einen Darmverschluss
- Plötzlicher Gewichtsverlust oder auffällig schlechte Gewichtszunahme insbesondere bei Säuglingen
- Kind wirkt »nicht wie sonst«, zieht sich zurück, ist blass, apathisch, teilnahmslos, weinerlich, ungewöhnlich ruhig oder auffällig gereizt. Solche Veränderungen verdienen immer Aufmerksamkeit.

Diese Symptome können auf ernste Erkrankungen wie eine Invagination des Darms, Blinddarmentzündung, Harnwegsinfekte oder chronisch-entzündliche Darmerkrankungen hinweisen, die einer zeitnahen ärztlichen Behandlung bedürfen. Gerade bei Säuglingen sollte die Ärztin oder der Arzt lieber einmal zu viel als zu wenig aufgesucht werden.

Ihr als Eltern dürft auf euer Gefühl und euer Wissen vertrauen. Nicht alle Beschwerden müssen sofort medizinisch abgeklärt werden, aber viele dürfen es, wenn sie den Familienalltag belasten oder Anlass zur Sorge geben. Ärztliche Begleitung kann entlasten, Klarheit schaffen und den Blick auf das Wesentliche lenken: das gesunde, starke Kind im Innen wie Außen.

UNTERSUCHUNGSMETHODEN UND TESTS

Wenn Säuglinge oder Kleinkinder wiederholt unter Verdauungsproblemen leiden, wie etwa Blähungen, Bauchweh, Verstopfung, Durchfall oder auffälligem Gedeihen, stellt sich oft die Frage: Was soll untersucht werden? Und wann ist Diagnostik überhaupt sinnvoll? In der medizinischen Praxis gilt: So wenig wie möglich und so viel wie nötig. Ein übermäßiger Diagnostikeifer kann verunsichern und sogar unnötige Behandlungen nach sich ziehen. Allerdings darf man Beschwerden nicht bagatellisieren, wenn sie über längere Zeit bestehen oder die Entwicklung des Kindes beeinflussen.

Der erste Schritt ist immer die klinische Untersuchung in der Kinderarztpraxis. Das heißt, die Kinderärztin oder der Kinderarzt untersucht das Kind durch Anschauen, Abtasten, Abhören und so weiter. Dabei geht es um den Gesamteindruck: Bauchbeschaffenheit, Reaktionen, Entwicklung, Interaktionen. Je nach Zustand des Kindes werden dann weitere Untersuchungen veranlasst.

Im Folgenden werden die wichtigsten Untersuchungsmethoden im Überblick mit ihrer Aussagekraft, aktuellen Empfehlungen und typischen Anwendungsbereichen im Säuglings- und Kleinkindalter erklärt.

Laboruntersuchungen

Wenn ein Kind länger unter Beschwerden leidet und von der Kinderärztin oder vom Kinderarzt nach der sorgfältigen körperlichen Untersuchung keine weitere Diagnostik erfolgt, äußern Eltern immer wieder den Wunsch, Blut abzunehmen oder weitere Laboruntersuchungen vorzunehmen. Aber was können uns Laborwerte bei Verdauungsproblemen überhaupt sagen? Klar ist: Verdauungsbeschwerden bei Kindern sind häufig und können viele Ursachen haben, die von harmlosen Unregelmäßigkeiten bis zu ernsteren Erkrankungen reichen. Um der Ursache auf den Grund zu gehen, gehören dann durchaus neben der ausführlichen Anamnese und körperlichen Untersuchung oft auch gezielte Laboruntersuchungen zur diagnostischen Abklärung.

Laborwerte liefern uns wichtige Hinweise darauf, ob entzündliche Prozesse, Nahrungsmittelunverträglichkeiten, Infektionen oder Mangelzustände vorliegen, die den Verdauungstrakt belasten. Sie helfen dabei, die richtige Diagnose zu stellen und eine gezielte Behandlung einzuleiten.

Dabei ist wichtig zu verstehen: Kein einzelner Laborwert kann alle Antworten liefern. Vielmehr betrachtet man verschiedene Parameter im Zusammenspiel von Blutbild, Entzündungsmarkern, Stuhluntersuchungen bis hin zu spezifischen Allergie- oder Immunparametern. Zusätzlich entscheidend ist auch immer die sogenannte Klinik, also welche Anzeichen das Kind überhaupt hat. Im Endeffekt sind Laborwerte also nur ein Puzzlestück zur richtigen Diagnose.

In den folgenden Kapiteln werden die wichtigsten Laboruntersuchungen, ihre Aussagekraft und Bedeutung bei verschiedenen Verdauungsproblemen bei Kindern detailliert erklärt. So gewinnen Eltern und Fachpersonen mehr Sicherheit im Umgang mit den Ergebnissen und verstehen besser, was hinter den Zahlen steckt.

BLUTUNTERSUCHUNGEN

Blutwerte, wie zum Beispiel Entzündungsparameter, Leberwerte oder Elektrolyte, erlauben sozusagen einen Blick ins Innere des kindlichen Körpers. Mit ihrer Hilfe lässt sich differenzieren, ob eine systemische Erkrankung vorliegt. Blutuntersuchungen können damit wertvolle Hinweise auf versteckte Mängel, Entzündungen oder Stoffwechselstörungen liefern.

Die wichtigsten Laborparameter bei Verdauungsproblemen im Kindesalter sind:

- **Kleines Blutbild:** Hinweise auf Anämie (Blutarmut), Entzündungen, Infektionen
- **Ferritin, Hämoglobin (Hb), Transferrinsättigung:** Eisenstatus, besonders wichtig bei blassen, appetitarmen oder schläfrigen Kindern
- **25-OH-Vitamin D:** Häufig erniedrigt: Die KiGGS- und DONALD-Studien zeigen, dass über 80 Prozent der Kinder suboptimale Spiegel haben.[26]
- **Thyreoidea-stimulierendes Hormon (TSH), freies Thyroxin 4 (fT4):** Bei Verdacht auf Schilddrüsenunterfunktion als Ursache für Obstipation oder Gedeihstörung
- **C-reaktives Protein (CRP), Blutsenkungsgeschwindigkeit (BSG):** Entzündungsdetektoren; sinnvoll bei einem Verdacht auf systemische Entzündungen
- **Zöliakie-Diagnostik:** IgA, Transglutaminase-Antikörper (nur unter Glutenkost!); diese wird ab dem Kleinkindalter empfohlen

Die AWMF-Leitlinie zur funktionellen Obstipation, eine evidenzbasierte Empfehlung für Ärzte in Deutschland, die von der Arbeitsgemeinschaft der Wissenschaftlichen Medizinischen Fachgesellschaften (AWMF) herausgegeben wird, empfiehlt zum Beispiel eine gezielte Labordiagnostik nur bei Red Flags (siehe Seite 40) oder Verläufen, die nicht auf eine Therapie ansprechen, zum Beispiel bei Gedeihstörungen, anhaltender Verstopfung oder Hinweisen auf eine organische Ursache.[27] Das bedeutet: In den meisten Fällen sind ärztliche Kolleginnen und Kollegen bei der Entscheidung zur Bestimmung von Blutwerten eher zurückhaltend.

STUHLUNTERSUCHUNGEN

Wenn Kinder unter anhaltenden Verdauungsbeschwerden leiden, suchen Ärztinnen und Ärzte häufig nach Ursachen, die sich mit einfachen Untersuchungen nicht immer sofort klären lassen. Eine der Möglichkeiten, mehr über die Funktion des Verdauungstrakts zu erfahren, ist die Untersuchung einer Stuhlprobe, die sogenannte Stuhlanalyse (zur Mikrobiomanalyse siehe Seite 48).

Dafür gibt das Kind eine kleine Menge Stuhl ab, die im Labor auf verschiedene Parameter untersucht wird. Diese sogenannten Marker liefern wichtige Hinweise auf die Gesundheit des Darms und anderer Verdauungsorgane. Die Stuhlanalyse ist in der Praxis zwar eher ein seltener erster Schritt, wird aber bei gezielter Fragestellung eingesetzt und kann sehr aussagekräftig sein.

Folgende Marker sind bei der Untersuchung besonders relevant:

- **Elastase-1:** Dieser Wert gibt Aufschluss über die Funktion der Bauchspeicheldrüse (Pankreas), die für die Produktion wichtiger Verdauungsenzyme zuständig ist. Niedrige Elastase-1-Werte können bei chronischem Durchfall, Gedeihstörungen oder fettigem Stuhl auf eine eingeschränkte exokrine Pankreasfunktion hinweisen.
- **Alpha-1-Antitrypsin:** Dieser Marker zeigt, ob Eiweiß über den Darm verloren geht, was bei bestimmten Erkrankungen (Enteropathien) vorkommen kann. Ein erhöhter Wert deutet auf eine Störung der Darmschleimhaut hin.
- **Calprotectin:** Ein wichtiger Entzündungsmarker, der im Stuhl nachweisbar ist. Er ist besonders hilfreich, um chronisch-entzündliche Erkrankungen des Magen-Darm-Trakts wie Morbus Crohn oder Colitis ulcerosa zu erkennen. Auch bei bakteriellen oder viralen Infektionen kann Calprotectin erhöht sein. Studien[28] zeigten, dass dauerhaft erhöhte Calprotectin-Werte im Säuglingsalter mit einem veränderten Mikrobiom und späteren Risiko für chronisch-entzündliche Darmerkrankungen oder ein Reizdarmsyndrom korrelieren können, allerdings ist die Spanne dieser Werte im Normbereich bei Säuglingen groß. Die Europäische Gesellschaft für Pädiatrische Gastroenterologie, Hepatologie und Ernährung (ESPGHAN) betont daher, dass nicht jeder erhöhte Wert pathologisch, also krankhaft, ist, sondern Verlaufskontrollen und der klinische Kontext entscheidend sind.
- **pH-Wert und reduzierende Substanzen:** Diese Parameter helfen, eine Kohlenhydratmalabsorption aufzudecken. Beispielsweise kann ein erniedrigter pH-Wert zusammen mit reduzierenden Substanzen auf eine Laktoseintoleranz hinweisen, die gerade bei Säuglingen und Kleinkindern häufig vorkommt (siehe Seite 60).
- **Erregerdiagnostik:** Bei akutem oder länger anhaltendem Durchfall kann die Stuhlprobe auch auf bestimmte Viren, wie Norovirus oder Rotavirus, oder aber auch Bakterien, wie Salmonellen oder Clostridien, untersucht werden, die als Auslöser einer Infektion infrage kommen. Diese werden dann zum Beispiel in Kulturmedien angezüchtet. Deswegen kann es auch manchmal etwas länger dauern, bis Ergebnisse vorliegen, weil die Bakterien erst noch wachsen müssen.

Diese Marker, also im Endeffekt auch Laborwerte mit vorgegebenen Normwerten, geben Ärztinnen und Ärzten wichtige Hinweise, um gezielt weiterführende Diagnostik und individuelle Therapien einzuleiten. So kann die Stuhlanalyse helfen, die oft komplexen Ursachen von Verdauungsbeschwerden bei Kindern besser zu verstehen und zu behandeln.

ATEMTESTS

Der Wasserstoff-Atemtest ist einigen von euch vielleicht bekannt, wenn sie eine Laktoseintoleranz haben (siehe Seite 60). Es ist eine einfache Untersuchung, die bei Kindern ab etwa drei Jahren helfen kann, bestimmte Verdauungsprobleme besser zu verstehen. Dabei wird gemessen, wie viel Wasserstoff das Kind beim Ausatmen hat. Das Ergebnis kann dann Hinweise darauf geben, ob zum Beispiel Zucker aus der Nahrung nicht richtig verdaut wird.

Bei Babys sind diese Tests allerdings oft unzuverlässig. Das liegt daran, dass sich die Darmflora, also die Gemeinschaft der kleinen Helferbakterien im Bauch, in den ersten Lebensjahren noch stark verändert. Die Darmflora ist noch unreif. Das kann dazu führen, dass der Test bei den ganz Kleinen falsche Ergebnisse zeigt, oft sogar »falsch-positiv«. Es zeigt also zum Beispiel, dass das Kind laut Laborwerten eine bestimmte Erkrankung hat, dies aber gar nicht der Realität entspricht. Deshalb raten Expertinnen und Experten, wie die Kinder-Gastroenterologen der ESPGHAN, davon ab, solche Atemtests bei Säuglingen zu machen.

Ab dem Kindergartenalter ab circa drei Jahren sind diese Tests dann aber sehr sinnvoll, wenn Beschwerden auftreten, die für bestimmte Erkrankungen typisch sind, wie zum Beispiel:

- **Laktoseintoleranz:** Wenn dein Kind oft Bauchschmerzen hat, aufgebläht ist oder weichen Stuhl hat, vor allem nach Milchprodukten, kann ein Atemtest helfen herauszufinden, ob der Körper die Milchzucker wirklich gut verträgt. Dies ist nach dem zweiten Lebensjahr diagnostisch sinnvoll.
- **Fruktosemalabsorption:** Manche Kinder reagieren mit Bauchweh oder Blähungen auf Fruchtzucker. Ein Test kann hier Hinweise geben, muss aber immer im Zusammenhang mit den Beschwerden gesehen werden, weil die Ergebnisse nicht immer eindeutig sind. Hier gibt es eine hohe Fehlerrate.
- **SIBO (Dünndarmfehlbesiedlung):** Wenn dein Kind unter wiederkehrendem Durchfall oder Reizdarmsymptomen leidet, kann eine spezielle Atemuntersuchung mit einem Glukose- oder Laktulose-Atemtest Klarheit schaffen. Diese wird meistens in spezialisierten Praxen gemacht.

Wichtig zu wissen für dich ist, dass ein Atemtest nur Sinn ergibt, wenn die Symptome dazu passen. Nur dann liefert er verlässliche Hinweise. Und auch wenn das Ergebnis positiv ist, heißt das nicht automatisch, dass man sofort handeln muss. Alles sollte immer im Gesamtzusammenhang betrachtet werden.

Der Test ist unkompliziert und schmerzfrei: Zuerst trinkt dein Kind eine kleine Menge einer speziellen Zuckerlösung. Das kann zum Beispiel Laktose (Milchzucker) oder Fruktose (Fruchtzucker) sein, je nachdem, was getestet werden soll. Dann wird in regelmäßigen Abständen über einen bestimmten Zeitraum, meist ein bis drei Stunden, immer wieder eine Atemprobe genommen. Dazu pustet dein Kind in ein kleines Röhrchen oder in ein spezielles Gerät. Dies ist deshalb sinnvoll, weil Bakterien im Darm Zucker, der nicht richtig verdaut wird, vergären und dabei Wasserstoffgas produzieren. Dieses Gas gelangt über das Blut in die Lunge und wird beim Ausatmen messbar. Wenn die gemessene Menge an Wasserstoff im Atem über einem bestimmten Wert liegt, kann das ein Hinweis darauf sein, dass der Zucker nicht richtig verdaut wird, also zum Beispiel eine Laktoseintoleranz vorliegt (siehe Seite 60). Der Test dauert zwar eine Weile, ist aber sicher und schmerzfrei und hilft dabei, die Ursache von Bauchbeschwerden besser zu verstehen. Wasserstoff-Atemtests sind ein gutes Werkzeug, um bei größeren Kindern besser zu verstehen, warum der Bauch manchmal zwickt. Bei Babys sind andere Untersuchungen oft hilfreicher.

Ultraschall und Bildgebung

Die Abdomensonografie, also die Ultraschalluntersuchung des Bauchs, ist im Kindesalter eine der wichtigsten und gleichzeitig schonendsten Untersuchungen. Denn sie ist strahlungsfrei, schnell verfügbar und aussagekräftig. Sie liefert Hinweise auf Entzündungen, Gase, Stauungen oder strukturelle Auffälligkeiten der Bauchorgane.

Typische Gründe für eine Ultraschalluntersuchung des Bauchs bei Kindern sind vielfältig. Oft wird sie zur Abklärung bei Gedeihstörungen eingesetzt, also wenn das Kind nicht richtig wächst. Auch bei Verdacht auf ernste Erkrankungen wie eine Invagination, das heißt eine Verdrehung des Darms, oder einen Ileus, also einen Darmverschluss, sowie angeborene Fehlbildungen, wie eine Malrotation des Magen-Darm-Trakts, ist der Ultraschall ein wichtiges diagnostisches Mittel. Darüber hinaus hilft die Untersuchung, Nieren- und Leberanomalien zu erkennen, beispielsweise wenn der Bauchumfang auffällig ist. Nicht zuletzt dient sie dazu, organische Ursachen bei anhaltender Verstopfung oder wiederkehrenden Bauchschmerzen auszuschließen.

Eine Ultraschalluntersuchung wird meist direkt in der Kinderarztpraxis oder in einer spezialisierten Pädiatrie-Ambulanz durchgeführt, je nach Fragestellung auch mit Farbduplex oder Kontrastmittel. Beides sind Verfahren, um die Organe optisch noch genauer darstellen zu können.

Untersuchungsmethoden: Was, wann, für wen?

Die Tabelle gibt dir einen Überblick darüber, welche Tests wann sinnvoll sind und für welche Altersgruppen oder Risikokonstellationen sie (von der Arbeitsgemeinschaft der Wissenschaftlichen Medizinischen Fachgesellschaften e. V.) empfohlen werden.

Test	Wann sinnvoll?	Empfehlung
Blutwerte (inklusive Eisen, Vitamin D, Entzündungsmarker)	Bei Gedeihstörung, chronischen Beschwerden	Expertenempfehlungen (AWMF) und klinisch empfohlen
Stuhltest (Calprotectin, Elastase, Erreger)	Bei chronischem Durchfall, Verdacht auf eine Entzündung	Nur gezielt einsetzen
Atemtests	Ab Kleinkindalter	Bei funktioneller Malabsorption (eingeschränkte Resorption bestimmter Nährstoffe im Darm)
Sonografie	Bei unklaren Bauchbefunden	Standardmethode
Mikrobiom	Zur erweiterten Ursachensuche	Nur in spezialisierten Kontexten

Analysen des Darmmikrobioms

Die Analysen des Darmmikrobioms aus Stuhlproben sind wissenschaftlich sehr spannend, allerdings klinisch (noch) begrenzt einsetz- und auswertbar. Die Analyse der Darmflora hat in der Forschung enorm an Bedeutung gewonnen, ihre klinische Anwendung ist jedoch noch nicht standardisiert. Das Mikrobiom zeigt unter anderem die Zusammensetzung der Darmflora, zum Beispiel der Bakterien *Firmicutes, Bacteroidetes,* Proteobakterien, die Diversität als Marker für Reife und Resilienz, also Widerstandskraft, und Hinweise auf eine Dysbiose, also Fehlbesiedlung zum Beispiel nach Antibiotika, Kaiserschnitt oder Kuhmilchproteinallergie. Ist eine Analyse des Mikrobioms also sinnvoll? Die kurze Antwort: Ja, aber sie sollte gezielt erfolgen. Denn ungerichtetes Testen nach dem Gießkannenprinzip ohne konkrete Fragestellung kann mehr verunsichern als helfen. Wichtig ist die Einbettung in die klinische Fragestellung. Deswegen möchte ich im Folgenden ein paar Informationen dazu geben.

In der modernen Medizin galt der Stuhl lange als ein eher »banales« Untersuchungsmaterial: Eine Stuhlprobe war wichtig zur Erregerdiagnostik bei akutem Durchfall, ansonsten wurde Stuhl kaum beachtet. Doch die aktuelle Forschung und die integrative Medizin rücken ihn wieder stärker ins Zentrum, und das zu Recht, wie ich finde. Denn der Stuhlgang gibt direkte Hinweise auf Verdauungsleistung (siehe Seite 38), Darmentzündung und Mikrobiomzusammensetzung. Richtig eingesetzt kann eine Stuhlanalyse wichtige Impulse für Diagnostik und Therapie liefern, besonders bei Säuglingen und Kleinkindern mit unklaren Verdauungsproblemen.

Eine Mikrobiomanalyse kann eine Übersicht über Bakterienvielfalt und deren Zusammensetzung (Dominanzverhältnisse) geben und kann zum Beispiel bei wiederkehrenden Infekten, Antibiotikavorgeschichte, atopischer Diathese oder Reizdarmsymptomatik Hinweise auf ein Ungleichgewicht der Darmflora geben.

Die Studienlage diesbezüglich ist vielversprechend. Es fand sich ein Zusammenhang zwischen frühkindlicher Mikrobiomzusammensetzung und dem späteren Risiko für Typ-1-Diabetes.[29] Eine weitere systematische Übersichtsarbeit betont den Einfluss von Antibiotikagaben im ersten Lebensjahr auf eine verminderte bakterielle Diversität als einen möglichen Risikofaktor für Allergien, Asthma, Adipositas.[30] Studien aus der Allergieforschung zeigen, dass eine reduzierte Besiedlung mit *Faecalibacterium prausnitzii* und *Akkermansia muciniphila* im Säuglingsalter mit einem erhöhten Risiko für eine spätere Asthmaentwicklung assoziiert ist.[31]

Für wen beziehungsweise in welchen Situationen ist eine Stuhlanalyse nun sinnvoll?

- Bei chronischen oder immer wiederkehrenden Verdauungsbeschwerden, vor allem bei gestillten Säuglingen mit Unruhe, Bauchkrämpfen und auffälligem Stuhl
- Bei unklarer Gedeihstörung oder Appetitlosigkeit
- Nach wiederholten Antibiotikagaben
- Bei familiärer Vorbelastung oder eigener Autoimmun- oder chronisch-entzündlicher Darmerkrankung
- Bei therapieresistenter Obstipation (Verstopfung) oder Diarrhö (Durchfall)

Mikrobiomanalysen haben auch ihre Grenzen. Allein können sie keine eindeutige Diagnose ermöglichen und sollten stets im klinischen Kontext bewertet werden. Mikrobiomanalysen sind keine Routineuntersuchungen, die bei jedem Kind durchgeführt werden sollten. Vielmehr handelt es sich um gezielte und individuelle Tests, die nur bei klarer Fragestellung sinnvoll sind. Aktuell werden solche Analysen in der Regel nicht von den gesetzlichen Krankenkassen übernommen, weshalb sie meist als Selbstzahlerleistung angeboten werden. Zudem ist die Methodik noch sehr unterschiedlich, was die Vergleichbarkeit der Ergebnisse erschwert.

Wichtig ist auch zu wissen, dass nicht jeder auffällige Befund automatisch krankhaft ist, besonders bei Säuglingen, deren Darmflora noch nicht vollständig ausgereift ist. Hier fehlen zudem einheitliche Referenzwerte, die eine sichere Bewertung ermöglichen würden. Deshalb ist die Interpretation der Ergebnisse komplex und sollte unbedingt von erfahrenen mikrobiologischen Fachleuten vorgenommen werden.

Als ganzheitliche Ärztin sage ich: Nicht der Laborwert entscheidet allein, sondern das Kind, seine Geschichte, sein Befinden. Eine Stuhlanalyse ist keine magische Diagnosetechnik, aber ein oft wertvoller Baustein in der komplexen Welt der Verdauung. Gezielt eingesetzt kann sie wichtige Erkenntnisse liefern, nicht zur Symptomunterdrückung, sondern zur Ursachenklärung. Sie gehört in die Hände von Fachpersonen, die bereit sind, über klassische Routinen hinauszudenken und sich die Zeit nehmen, das Kind als Ganzes zu sehen, um so eben durch eine Mikrobiomanalyse das große Ganze zu verstehen. Natürlich ersetzt sie keine Basisdiagnostik und sollte nicht isoliert verwendet werden.

3

Bauchschmerzen und Verdauungsstörungen

ERNÄHRUNGSBEDINGTE URSACHEN

Bauchschmerzen zählen zu den häufigsten Beschwerden im Säuglings- und Kleinkindalter – und das aus gutem Grund. Die kindliche Verdauung ist ein faszinierendes, aber auch empfindliches System. Sie befindet sich in den ersten Lebensjahren in einer intensiven Entwicklungsphase vom Aufbau des Mikrobioms bis zur Reifung von Verdauungsenzymen und Schleimhäuten. Dieses Kapitel beleuchtet die häufigsten Ursachen von Bauchschmerzen, ordnet sie differenziert ein und bietet fundierte, alltagsnahe Hilfestellung für Eltern. Dabei betrachten wir sowohl schulmedizinische als auch naturheilkundliche und ganzheitliche Ansätze.

Viele Verdauungsbeschwerden bei Säuglingen und Kleinkindern stehen in direktem Zusammenhang mit der Ernährung, sei es über die Muttermilch, Flaschennahrung oder später die Beikost.

Gerade in den ersten Lebensmonaten sind die Verdauungsorgane des Kindes noch nicht vollständig ausgereift (siehe Seite 21). Die Enzymaktivität ist begrenzt, die Darmbarriere noch durchlässiger, die Immunzellen im Darm trainieren erst den Umgang mit Nahrungseiweißen. Parallel dazu entwickelt sich das Darmmikrobiom, also die Gesamtheit der im Darm lebenden Mikroorganismen, das eine zentrale Rolle für die Verdauung, das Immunsystem und das Wohlbefinden spielt.

Zu den häufigsten ernährungsbedingten Auslösern zählen mehrere Faktoren, die die Verdauung bei Säuglingen und Kleinkindern beeinträchtigen können. Dazu gehört zum Beispiel das Luftschlucken beim Trinken, das besonders häufig auftritt, wenn das Kind sehr hastig saugt oder die Anlegetechnik ungünstig ist. Auch eine unreife Darmflora mit Dysbiosen, etwa durch das Fehlen wichtiger Bifidobakterien, spielt eine wichtige Rolle. Darüber hinaus können Unverträglichkeiten gegenüber bestimmten Eiweißen, wie dem Kuhmilchprotein, Beschwerden verursachen. Eine Überfütterung, insbesondere bei Flaschennahrung, belastet den Verdauungstrakt zusätzlich. Nicht zuletzt ist die noch unausgereifte Enzymbildung, etwa ein Laktasemangel im ersten Lebensjahr, ein wesentlicher Faktor, der zu Verdauungsproblemen führen kann.

Die Symptome sind meist unspezifisch, wie Unruhe, Schreien, ein gespannter Bauch, vermehrte Blähungen, gestörter Schlaf oder Stuhlauffälligkeiten. Das Baby kann sich ja auch noch nicht direkt mitteilen. Wichtig ist daher eine umfassende Anamnese unter Einbezug von Familiengeschichte, Geburtsverlauf, Antibiotikaanamnese und Ernährungsweise.

Stillen oder Flaschennahrung

Muttermilch ist die beste Nahrung für das Neugeborene. Sie enthält nicht nur perfekt dosierte Nährstoffe, sondern auch lebende Immunzellen, Oligosaccharide zur Förderung gesunder Darmbakterien sowie Enzyme und Hormone. Frühkindliche Bauchschmerzen stehen nur selten im direkten Zusammenhang mit der Ernährung der Mutter, auch wenn sich dieser Mythos hartnäckig hält.[32]

Flaschennahrung basiert auf Kuhmilchprotein, einem Eiweiß, das beim Säugling häufiger zu Unverträglichkeitsreaktionen führen kann. Studien zeigen, dass bis zu zwei bis drei Prozent der nicht gestillten Säuglinge im ersten Lebensjahr eine Kuhmilchproteinallergie entwickeln können.[33] Die Symptome reichen von Blähungen über Hautausschläge bis zu blutigem Stuhl.

Zudem fehlt der industriellen Nahrung die mikrobielle Vielfalt und der immunmodulierende Effekt der Muttermilch. Studien belegen, dass gestillte Kinder eine deutlich vielfältigere Darmflora entwickeln als Flaschenkinder mit höheren Anteilen an Bifidobakterien, die mit weniger Bauchbeschwerden korreliert sind.[34]

Stillen fördert die Reifung des Immunsystems und senkt das Risiko für Infektionen, chronisch-entzündliche Darmerkrankungen, Typ-1-Diabetes und Adipositas. Diese Vorteile werden unter anderem auf die Prägung des Darmmikrobioms zurückgeführt.

Flaschennahrung sollte dennoch nicht stigmatisiert werden: Moderne Anfangsnahrungen sind sicher und notwendig, wenn Stillen nicht möglich oder nicht gewünscht ist. Auch mit Flaschennahrung entwickeln sich Kinder bei liebevoller Zuwendung und gesunder Umgebung normal. Wichtig ist, dass Eltern gut begleitet und in ihren Entscheidungen gestärkt werden – ein gesunder Darm entsteht durch das Zusammenspiel vieler Faktoren, nicht allein durch die Art der Milch.

MYTHENCHECK: STILLEN UND BLÄHUNGEN

Mythos 1: Stillende Mütter sollten blähende Lebensmittel meiden.

Dieser Mythos hält sich zwar hartnäckig, ist aber in den meisten Fällen unbegründet. Blähende Lebensmittel wie Kohl, Zwiebeln oder Hülsenfrüchte führen beim Erwachsenen zu Gasbildung im Dickdarm, nicht aber in der Muttermilch. Die darin enthaltenen Zucker, zum Beispiel Raffinose, gelangen nicht unverändert in die Milch. Studien zeigen, dass nur in sehr seltenen Fällen, etwa bei bestimmten Immunreaktionen, ein Zusammenhang besteht.[35, 36]

Mythos 2: Stillkinder müssen zu festen Zeiten trinken, sonst bekommen sie Bauchweh.

Stillen nach Zeitplan widerspricht der Physiologie der Muttermilchproduktion. Häufiges, bedürfnisorientiertes Stillen hilft dem Baby sogar, die Milch besser zu verdauen. Das kindliche Verdauungssystem ist auf kleine, häufige Portionen ausgelegt, nicht auf feste Mahlzeiten wie bei Erwachsenen. Das heißt also: Stille dein Kind einfach nach dessen Bedarf.

Mythos 3: Fencheltee sollten Babys bei Blähungen bekommen.

Fenchel, Kümmel und Anis haben krampflösende und verdauungsfördernde Eigenschaften, das ist unbestritten. Aber Babys sollten im ersten Lebenshalbjahr keine Tees in größeren Mengen bekommen. Sie verdrängen sonst die Muttermilch oder Pre-Nahrung, können den Natriumhaushalt stören und enthalten in Kräutertees mitunter potenziell gesundheitlich bedenkliche Pflanzenstoffe, zum Beispiel Estragol in Fenchel. Die aktuelle Empfehlung lautet daher: Fencheltee nicht für Kinder unter zwölf Jahren, für Schwangere und Stillende. Aber was sagt die Studienlage genau?

Fenchel, wie auch Anis und Zitronenmelisse, enthält den Wirkstoff Estragol. Da über die mögliche Gesundheitsgefahr durch Estragol viel diskutiert wurde, möchte ich im Folgenden ein paar Studienergebnisse genauer erklären. Zunächst ist es wichtig zu wissen, dass ein Liter Fencheltee meist zwischen 0,078 und 4,63 Milligramm Estragol enthält.

Grundsätzlich kann Estragol zu potenziell schädlichen Genveränderungen führen. Die Zahl struktureller Genveränderungen ist ab einer Menge von 30 Milligramm pro Kilogramm Körpergewicht (mg/kgKG) signifikant erhöht, wie Tierversuche zeigen.

Auch wenn solche Studien nicht eins zu eins auf den Menschen übertragbar sind, wären dies also 300 Milligramm bei einem 10 Kilogramm schweren Kleinkind.[37] Eine krebserregende Wirkung konnte bei 50 Prozent der Mäuse bei einer Aufnahme von 51,8 mg/kgKG gezeigt werden. Im Beispiel des 10 Kilogramm schweren Kleinkindes wären das 518 mg Estragol.

Die allgemeinen Angaben darüber, wie viel erwachsene Menschen aufnehmen, schwanken stark zwischen 1 und rund 4 Milligramm Estragol pro Tag. Bei einem Kind mit einem Körpergewicht von 10 Kilogramm entspricht das 0,1 bis 0,4 Milligramm. Die offizielle Empfehlung bezüglich der Aufnahme, abgeleitet von den Mausstudien, entspricht bei einem 10 Kilogramm schweren Kind 0,5 mg/kgKG. Die neueste Studie zu dieser Fragestellung ist von 2015, auch wenn die große Diskussion um Fencheltee und Estragol aufgrund eines Updates der Studie erst 2023 stattfand.[38] Es existieren keine Studien am Menschen. Die Mäuse verstarben, wenn sie 600 mg/kgKG Körpergewicht bekommen haben.[39]

Wie oben beschrieben, enthält ein Liter Fencheltee nur wenige Milligramm Estragol.

Meine Einschätzung ist, dass das Thema wortwörtlich deutlich heißer gekocht wird, als es notwendig wäre. Bei einem voll gestillten Kind ist kein Tee zusätzlich notwendig. Aber wenn ein Kleinkind oder auch ein größeres Kind mal eine Tasse Fencheltee bei Magen-Darm- oder Bauchschmerzen trinkt, ist nichts dagegen einzuwenden. Im Gegenteil: Vermutlich überwiegen sogar eher die Vorteile. Fencheltee sollte allerdings maximal 14 Tage am Stück angewendet werden.

Mythos 4: Neue Milch auf alte Milch macht Bauchweh.

Der kindliche Magen ist ein faszinierendes Organ: Er passt sich der Trinkfrequenz flexibel an und mischt Nahrung sehr effektiv. Mehrere Stillmahlzeiten hintereinander führen nicht automatisch zu Problemen. Im Gegenteil: Muttermilch wird besonders schnell verdaut.

Mythos 5: Sport macht die Milch sauer.

Auch dieser Mythos ist überholt. Leichte bis moderate Bewegung der Mutter beeinflusst die Muttermilch nicht negativ. Nur bei sehr intensivem Training kann es kurzzeitig zu einem erhöhten Laktatgehalt kommen, aber auch das ist für das Baby unbedenklich.

Beikosteinführung und ihre Herausforderungen

Die Einführung der Beikost ist ein sensibler Übergang. Für viele Kinder beginnt damit eine Phase vermehrter Blähungen, Bauchschmerzen oder Stuhlveränderungen. Das ist kein Wunder. Das Verdauungssystem wird nun mit komplexeren Nahrungsbestandteilen konfrontiert, darunter Stärke, Fette, neue Eiweiße und Ballaststoffe. Die Enzymproduktion muss sich anpassen, das Mikrobiom reagiert auf die neuen Substrate.

Besonders häufige Probleme sind beispielsweise Blähungen nach dem Verzehr von Hülsenfrüchten, Zwiebeln oder Kohl sowie Verstopfungen durch bananen- oder karottenlastige Kost – der Klassiker zu Beginn ist ja eben der Kartoffel-Karotten-Brei. Durchfall kann auch als Reaktion auf neue Eiweiße, wie zum Beispiel Kuhmilch oder Hühnerei, auftreten.

Die WHO (World Health Organisation) empfiehlt, mit der Beikost frühestens nach dem vollendeten sechsten Lebensmonat zu beginnen, und viel wichtiger noch, erst wenn das Kind reif dafür ist. Das bedeutet, dass das Baby Nahrung gezielt zum Mund führen sowie den Kopf selbstständig halten kann und keine Zungenstoßreaktion mehr zeigt. Diese Bewegung ist ein natürlicher Reflex bei Babys: Die Zunge wird nach vorne gedrückt, wenn etwas den Mundboden oder die Lippen berührt. Dies hilft dem Baby, die Brust oder den Sauger zu finden. Ein sanfter, individueller Einstieg in die Beikost, zunächst mit wenigen, gut verträglichen Lebensmitteln, ist optimal für die Verdauung.

VERSTOPFUNG UND VERDAUUNGSPROBLEME

Ein häufiges Thema von Eltern in der Phase der Beikosteinführung ist die Verstopfung. Etwa jedes zweite Kind hat in den ersten Beikostmonaten mit härterem Stuhlgang zu kämpfen. Die Ursachen sind vielfältig:

- **Zu wenig Flüssigkeit:** Mit der Einführung von Breien sinkt oft die Trinkmenge. Wichtig ist, dem Baby frühzeitig Wasser und ungesüßte Tees zur Beikosteinführung anzubieten, um den Darm bei der Stuhlbildung zu unterstützen. Du kannst immer wieder kleine Trinkpausen anbieten und den Flüssigkeitsbedarf deines Babys gut beobachten.

- **Geringe Ballaststoffzufuhr:** Wenn vor allem Getreidebreie und wenig Gemüse gefüttert werden, fehlt es dem Darm an »Rohmaterial« zur Stuhlbildung. Eltern sollten darauf achten, frühzeitig auch Gemüsebreie und später weiches Obst anzubieten, um die Ballaststoffzufuhr zu erhöhen. Auch ein Löffel Öl im Brei kann hilfreich sein.
- **Banane, Karotte, Zwieback:** Diese Klassiker der frühen Beikost gelten als »stopfend« und können bei empfindlichen Kindern rasch zur Verstopfung führen. Eltern können diese Lebensmittel bewusst dosieren und sie mit ballaststoffreicheren, feuchtigkeitsspendenden Lebensmitteln kombinieren oder ersetzen.
- **Mikrobiomungleichgewicht:** Die Einführung neuer Nahrungsbestandteile beeinflusst die Darmflora. Studien zeigen, dass Kinder mit einem vielfältigeren Mikrobiom seltener unter funktionellen Verdauungsproblemen leiden.[40] Eltern können eine abwechslungsreiche Ernährung fördern und auf natürliche, unverarbeitete Lebensmittel setzen, um die Darmflora positiv zu unterstützen.

Spannend ist auch, dass Studien zeigen, dass die Diversifizierung der Darmflora nach Beikosteinführung eng mit der Art der Lebensmittel zusammenhängt.[41] Besonders präbiotische Ballaststoffe, zum Beispiel aus Gemüse, Hafer oder Pastinake, fördern das Wachstum gesunder Bakterien wie *Bifidobacterium* und *Lactobacillus*, was wiederum das Risiko für entzündliche Darmerkrankungen, Allergien und funktionelle Bauchschmerzen senken kann.

Die Einführung der Beikost ist eben ein zentraler Entwicklungsschritt und gleichzeitig ein sensibler Moment für das Verdauungssystem des Kindes. Die Umstellung von Muttermilch oder Flaschennahrung auf festere Nahrung erfordert eine enorme Anpassungsleistung vom kindlichen Darm. Enzyme müssen sich neu regulieren, das Mikrobiom reagiert auf neue Ballaststoffe, und das kindliche Essverhalten entwickelt sich. Geduld ist hier der Schlüssel.

ERSTE FESTE NAHRUNG

Die Einführung von Beikost ist ein sensibler Übergang im ersten Lebensjahr. Sie markiert den Beginn einer neuen Phase in der Entwicklung des Verdauungssystems. Während Muttermilch und auch Säuglingsnahrung optimal an den unreifen Darm angepasst ist, stellt feste Kost eine neue Herausforderung dar, und zwar sowohl mechanisch als auch enzymatisch.

Ein zu früher Beikoststart, also vor der 17. Lebenswoche, kann mit einer erhöhten Belastung des noch unreifen Magen-Darm-Trakts einhergehen. Studien weisen darauf hin, dass die frühe Exposition gegenüber unvertrauten Nahrungsbestandteilen die intestinale Barriere (also die »Schutzmauerfunktion« des Darms) überfordert und möglicherweise das Risiko für allergische Erkrankungen oder funktionelle Verdauungsstörungen erhöht.[42, 43, 44]

Auf organischer Ebene ist die Schleimhaut des Darms in den ersten Monaten noch durchlässiger. Man spricht von einer »offenen« Darmschranke. Dies ist evolutionär sinnvoll, um Immunreize aus der Muttermilch optimal aufzunehmen. Wird jedoch in dieser Phase zu früh feste Nahrung zugeführt, können größere Moleküle, etwa unverdaute Proteine, durch die Darmwand in den Blutkreislauf gelangen. Dies kann immunologische Reaktionen auslösen, möglicherweise sogar Sensibilisierungen (also eine Überempfindlichkeit, aber noch keine Allergie) begünstigen.

Auch auf enzymatischer Ebene ist der kindliche Darm anfangs nicht auf komplexe Nahrung vorbereitet. Die Aktivität von Enzymen wie Amylase, Peptidase oder Lipase ist im ersten Lebenshalbjahr deutlich niedriger als im späteren Kindesalter. Kohlenhydrate wie Stärke oder Zucker können unvollständig gespalten werden, was zu Gärprozessen im Dickdarm, Blähungen, Bauchschmerzen oder sogar Durchfällen führen kann. Insbesondere bei gleichzeitig noch unreifem Mikrobiom kann dies das Gleichgewicht der Darmflora empfindlich stören.

Die Empfehlungen zur Beikosteinführung basieren daher auf der Reife des Verdauungssystems. Diese ist an Zeichen wie dem Verschwinden des Zungenstoßreflexes (siehe Seite 56), gutem Kopfhalten und gezieltem Greifen erkennbar. Die WHO empfiehlt, frühestens nach dem vollendeten sechsten Lebensmonat mit Beikost zu starten, individuell kann ein Beginn zwischen der 17. und 26. Woche sinnvoll sein, sofern das Kind reif erscheint. Wird Beikost zu früh eingeführt, kann dies nicht nur das Verdauungssystem belasten, sondern auch das Risiko für spätere Übergewichtsentwicklung und Insulinresistenz erhöhen, wie einige Langzeitstudien nahelegen.[45, 46]

Ganzheitlich betrachtet ist mit Blick auf die Darmreife, Mikrobiomentwicklung und Verdauungskapazitäten des Kindes ein behutsamer, individueller Einstieg in die Beikost sinnvoll. Fermentierte Lebensmittel, leicht verdauliche Gemüse und individuell abgestimmte Texturen können dabei helfen, die kindliche Verdauung sanft an feste Nahrung heranzuführen.

Unverträglichkeiten und Nahrungsmittelallergien

Nicht jedes Bauchweh ist harmlos. In einigen Fällen stecken echte Unverträglichkeiten oder Allergien dahinter, die erkannt und individuell begleitet werden sollten. Eine differenzierte Diagnostik unter Einbeziehung von Anamnese, Ernährungstagebuch, laborchemischen Parametern und manchmal auch Eliminationsdiäten, also die Vermeidung bestimmter Lebensmittel für einen bestimmten Zeitraum, ist essenziell. Wichtig ist aber: Eltern sollten nicht präventiv auf viele Lebensmittel verzichten, sondern die Vielfalt fördern und dabei mögliche Reaktionen sorgfältig beobachten. Bei Verdacht auf eine Allergie empfiehlt sich die Zusammenarbeit mit spezialisierten Kinderärztinnen und Kinderärzten. Im Folgenden stelle ich dir die häufigsten Formen kindlicher Unverträglichkeiten und Nahrungsmittelallergien vor und erkläre, wie man das Kind davor schützen kann.

KUHMILCHPROTEINALLERGIE (MILCHALLERGIE)

Die Kuhmilchproteinallergie ist die häufigste Nahrungsmittelallergie im Säuglingsalter. Sie betrifft etwa zwei bis drei Prozent aller Kinder unter einem Jahr.[47] Unterschieden wird zwischen sogenannten IgE-vermittelten und nicht-IgE-vermittelten Formen. Immunglobulin E (IgE) ist ein im Blut messbarer Stoff des Immunsystems, der bei Allergien eine große Rolle spielt. Während IgE-vermittelte Allergien sich meist unmittelbar nach dem Verzehr mit Nesselsucht, Erbrechen, Atemnot oder sogar einem anaphylaktischen Schock äußern, zeigen sich nicht-IgE-vermittelte Reaktionen verzögert, mit Symptomen wie Blähungen, Koliken, Durchfall, chronischen Bauchschmerzen, Ekzemen oder Gedeihstörungen. Bei der Kuhmilchallergie handelt es sich meist um eine nicht-IgE-vermittelte Allergie. Besonders häufig tritt diese Allergie bei nicht gestillten Kindern auf, da industriell verarbeitete Formulanahrung auf Kuhmilchbasis das Allergen darstellt. Bei Verdacht hilft eine Eliminationsdiät unter ärztlicher Begleitung, gefolgt von einer kontrollierten Provokation. Bei einer sogenannten Provokationstestung erhält der Säugling unter ärztlicher Aufsicht bestimmte ansteigende Mengen an Kuhmilchprotein über mehrere Stunden, beginnend mit einer winzigen Menge. Dabei wird beobachtet, ob das Kind eine allergische Reaktion zeigt.

Die Diagnose erfolgt in der Regel anhand der klinischen Symptome, einer ausführlichen Anamnese und gegebenenfalls laborchemischer Untersuchungen. Bei IgE-vermittelten Formen sind Hautpricktests oder serologische IgE-Bestimmungen (Blutuntersuchung) hilfreich. Zur Diagnostik einer nicht-IgE-vermittelten Allergie ist meist eine Eliminationsdiät für zwei bis vier Wochen erforderlich, gefolgt von einer kontrollierten Provokation unter ärztlicher Aufsicht.

Und wie geht's dann weiter? Stillkinder profitieren meist vom Weiterstillen, jedoch kann bei nachgewiesener Symptomatik auch ein Verzicht der Mutter auf Kuhmilchprodukte notwendig sein. Stillende Mütter müssen ihre Ernährung jedoch in der Regel nur umstellen, wenn nachgewiesen ist, dass Kuhmilchbestandteile in der Muttermilch Symptome beim Kind auslösen. In der Regel genügt es, das Kind selbst kuhmilchfrei zu ernähren. Für nicht gestillte Kinder stehen hydrolysierte Spezialnahrungen oder aminosäurebasierte Formeln zur Verfügung. In Studien zeigte sich, dass sich die Symptome oft bereits innerhalb von 48 bis 72 Stunden bessern, wenn konsequent kuhmilchfrei gefüttert wird.[48]

Die Therapie sollte für mindestens sechs Monate oder bis zum zwölften Lebensmonat erfolgen, je nachdem, was später eintritt. Danach erfolgt unter ärztlicher Kontrolle ein erneuter Provokationstest zur Überprüfung der Toleranzentwicklung, also Überprüfung der Frage, ob das Kind Kuhmilchprotein inzwischen wieder verträgt. Die Prognose ist gut. Die meisten Kinder verlieren die Kuhmilchallergie bis zum Schulalter, 80 bis 90 Prozent sogar bis zum dritten Lebensjahr. Eine regelmäßige Überprüfung der Verträglichkeit wird empfohlen, um unnötige Einschränkungen in der Ernährung zu vermeiden.

Eine frühzeitige Stärkung des Mikrobioms, zum Beispiel durch Stillen, viel Hautkontakt sowie die Vermeidung unnötiger Antibiotika, scheint präventiv zu wirken. Studien deuten darauf hin, dass bestimmte probiotische Stämme, wie zum Beispiel *Lactobacillus rhamnosus GG,* die Toleranzentwicklung bei Kuhmilchproteinallergie fördern können.[49]

LAKTOSEINTOLERANZ

Im Säuglingsalter ist eine echte Laktoseintoleranz extrem selten, da Muttermilch sehr viel Laktose enthält und der kindliche Darm in der Regel ausreichend Laktase produziert. Eine sekundäre Laktoseintoleranz kann jedoch vorübergehend nach Magen-Darm-Infekten auftreten, wenn die Darmschleimhaut geschädigt wurde. Typische Anzeichen sind Blähungen, wässriger Stuhl oder Bauchkrämpfe. Diagnostisch hilfreich ist ein

H2-Atemtest oder die Beobachtung der Symptome bei laktosefreier Ernährung. Wichtig: Eine vorschnelle Diagnose führt häufig zu unnötigen Diäten, und zwar gerade im sensiblen Entwicklungsfenster.

Im Gegensatz zur Kuhmilchproteinallergie handelt es sich bei der Laktoseintoleranz nicht um eine allergische, sondern um eine enzymatische Störung. Genauer gesagt fehlt dem Körper das Enzym Laktase, das für die Spaltung des Milchzuckers, der Laktose, in seine Einzelbestandteile Glukose und Galaktose verantwortlich ist. Ohne diese Spaltung gelangt die Laktose unverdaut in den Dickdarm, wo sie von Bakterien vergoren wird. Dabei entstehen Gase wie Wasserstoff und Methan, die Blähungen, Bauchkrämpfe und Durchfall auslösen können. Zudem wirkt die ungespaltene Laktose osmotisch und kann Wasser in den Darm ziehen, was den Stuhl dünner macht.

Es gibt verschiedene Formen der Laktoseintoleranz:

- **Angeborene Laktasedefizienz** ist extrem selten und zeigt sich bereits in den ersten Lebenstagen nach Einführung von Muttermilch oder Pre-Nahrung.
- **Primäre Laktoseintoleranz** tritt meist erst im späteren Kindes- oder Erwachsenenalter auf und ist genetisch bedingt. Dabei nimmt die Laktaseproduktion im Verlauf des Lebens physiologisch ab.
- **Sekundäre Laktoseintoleranz** ist vorübergehend und tritt als Folge einer Schleimhautschädigung etwa nach Magen-Darm-Infekten, Zöliakie oder chronisch-entzündlichen Darmerkrankungen auf.

Symptome können Blähungen, Bauchkrämpfe, Durchfall oder breiiger Stuhl, Völlegefühl oder Übelkeit nach dem Verzehr von Milchprodukten sein. Der Goldstandard für die Diagnose dieser Intoleranz ist der Wasserstoff-Atemtest (H2-Test), (siehe Seite 45), bei dem nach oraler Gabe von Laktose der Anstieg von Wasserstoff in der Ausatemluft gemessen wird. Dies ist ein Hinweis auf bakterielle Vergärung im Dickdarm. Alternativ kann eine symptomorientierte Eliminationsdiät mit anschließender Provokation (siehe Seite 59) durchgeführt werden.

Die Behandlung besteht dann in der Reduktion oder dem Verzicht auf laktosehaltige Lebensmittel. Eine vollständige Meidung ist meist nicht notwendig. Viele Betroffene vertragen kleine Mengen an Laktose, zum Beispiel in Hartkäse oder Joghurt, in dem die Laktose bereits teilweise abgebaut ist. Laktasepräparate können situativ hilfreich sein.

Wichtig ist, trotz der Reduktion von Milchprodukten in der Ernährung auf eine ausreichende Kalziumzufuhr zu achten, um Mangelerscheinungen zu vermeiden.

Und auch bei der Laktoseintoleranz lohnt sich der Blick auf das Mikrobiom. Studien zeigen, dass eine gestörte Darmflora die Symptomatik verschärfen kann, insbesondere bei sekundären Formen. Probiotika (also lebende Bakterienstämme mit positivem Effekt auf die Darmgesundheit), zum Beispiel *Lactobacillus acidophilus* oder *Bifidobacterium longum*, könnten helfen, die Laktoseverwertung zu verbessern und Symptome zu lindern.[50] Auch fermentierte Lebensmittel wie Joghurt oder Kefir enthalten oft laktaseproduzierende Bakterien und können individuell gut vertragen werden.

Da die Kuhmilchallergie gerne mal mit der Laktoseintoleranz verwechselt wird, möchte ich im Folgenden nochmals kurz den Unterschied genauer erklären: Die Laktoseintoleranz ist keine Immunreaktion, sondern eine Verdauungsstörung. Sie ist nicht lebensbedrohlich, nicht allergisch bedingt und ruft keine Hautausschläge, Atemnot oder Gedeihstörungen hervor. Bei der Kuhmilchallergie hingegen richtet sich das Immunsystem gegen die Eiweiße der Kuhmilch, und zwar mit potenziell schweren systemischen Reaktionen. Während Kinder mit Laktoseintoleranz oft fermentierte Milchprodukte vertragen, müssen Kinder mit Kuhmilcheiweißallergie konsequent auf jegliche Kuhmilchbestandteile verzichten. Die beiden Erkrankungen unterscheiden sich somit grundlegend in Ursache, Diagnostik und Therapie.

FRUKTOSEMALABSORPTION

Fruktose ist ein Einfachzucker, der natürlicherweise in Obst, Honig und manchen Gemüsen vorkommt, aber auch als isolierte Fruktose oder Bestandteil von Maissirup in industriellen Lebensmitteln. Bei der Fruktosemalabsorption handelt es sich wie bei der Laktoseintoleranz nicht um eine Allergie, sondern um eine intestinale Transportstörung. Die Ursache liegt in einer eingeschränkten Funktion des Transportproteins GLUT-5 im Dünndarm, welches für die Aufnahme von Fruktose in die Darmzellen zuständig ist. Ist dieser Transport gestört, gelangt die Fruktose unverdaut in den Dickdarm, wo sie von Bakterien fermentiert wird (im Endeffekt vergoren). Dabei entstehen Gase und kurzkettige Fettsäuren, was zu typischen Beschwerden führt.

Typische Anzeichen hierfür sind Blähungen, Bauchschmerzen oder -krämpfe, Durchfall oder wechselhafter Stuhl, Übelkeit und Völlegefühl. Manchmal können aber auch Kopfschmerzen oder Konzentrationsprobleme auf treten; hier sehen viele keinen direkten Zusammenhang mit einer Fruktosemalabsorption.

Die Fruktosemalabsorption wird in der Regel mithilfe eines H2-Atemtests diagnostiziert. Nach oraler Gabe von Fruktose wird die Wasserstoffkonzentration in der Ausatemluft gemessen (siehe Seite 45). Ein signifikanter Anstieg spricht für eine malabsorptive Störung. Die Behandlung besteht dann in der fruktosearmen Ernährung. Zunächst wird eine Karenzphase empfohlen, also das gänzliche Meiden von Fruktose, gefolgt von einer individuell angepassten Toleranzfindung. Wichtig: Viele Kinder vertragen kleine Mengen Fruktose insbesondere in Kombination mit Glukose, die die Aufnahme verbessern kann. Obstsorten mit einem ausgewogenen Fruktose-Glukose-Verhältnis, wie zum Beispiel Bananen, werden meist besser vertragen als zum Beispiel Äpfel oder Birnen. Das muss individuell herausgefunden werden, indem man es ausprobiert.

Ganz spannend ist, dass Studien zeigen, wie eine gestörte Darmflora etwa durch häufige Antibiotikagaben das Auftreten und die Intensität von Fruktosemalabsorption begünstigen kann.[51] Eine begleitende probiotische Therapie mit spezifischen Bakterienstämmen könnte helfen, die Fruktoseverträglichkeit zu verbessern, und ist meiner Meinung nach auf jeden Fall einen Versuch wert. Auch Bitterstoffe, zum Beispiel als Bittertropfen – die gibt's auch speziell für Kinder –, oder pflanzliche Enzyme werden in der naturheilkundlichen Praxis begleitend eingesetzt.

ZÖLIAKIE (GLUTEN-UNVERTRÄGLICHKEIT)

Die Zöliakie ist eine chronisch-entzündliche, autoimmunvermittelte Erkrankung, bei der das Immunsystem auf Gluten, einen Eiweißbestandteil in Weizen, Roggen, Gerste und Dinkel, reagiert. Die Aufnahme von Gluten führt bei Betroffenen zu einer Entzündung der Dünndarmschleimhaut mit Rückbildung der Darmzotten und damit zu einer gestörten Nährstoffaufnahme. Etwa ein Prozent der Bevölkerung ist betroffen, die Erkrankung tritt bei Personen mit einer genetischen Prädisposition auf (HLA-DQ2/DQ8). Anzeichen für eine Glutenintoleranz können chronische oder wiederkehrende Bauchschmerzen, Blähungen, Durchfälle oder breiiger Stuhl, Gedeihstörungen, Eisenmangel oder andere Vitaminmängel sowie Reizbarkeit, Müdigkeit und Entwicklungsverzögerungen sein.

Für die Diagnostik ist besonders wichtig, dass vor der Untersuchung Gluten nicht gemieden werden darf! Das heißt also, das Kind sollte nicht vorsorglich schon Gluten gemieden haben, da sonst der Test nicht aussagekräftig ist. Die Diagnose erfolgt nämlich durch serologische Antikörpertests (Blutuntersuchung), wie zum Beispiel gegen die Bestandteile anti-tTG-IgA oder EMA. Hierzu muss der Körper aber Kontakt zu Gluten haben, damit Antikörper gebildet werden. Bei positivem Befund erfolgt meist noch eine Dünndarmbiopsie. Allerdings ist nach den neuesten Empfehlungen eine Zöliakiediagnose auch ohne Biopsie möglich, wenn beim Kind die Antikörperwerte deutlich erhöht sind (TTG-IgA 10-fach über dem Normwert) sowie in einer zweiten Blutentnahme der Befund bestätigt beziehungsweise durch die Bestimmung eines zweiten anderen Werts ergänzt (EMA-IgA-Antikörper) wird. Genetische Tests (HLA-DQ2/DQ8) können unterstützend eingesetzt werden, vor allem bei unklarer Befundlage.

Die einzig wirksame Behandlung einer Glutenunverträglichkeit ist eine lebenslange strikt glutenfreie Ernährung. Bereits kleinste Spuren können bei sensitiven Kindern Beschwerden und Schleimhautschäden verursachen. Die Regeneration der Schleimhaut kann Wochen bis Monate dauern.

Studien zeigen, dass eine frühe Einführung kleiner Mengen Gluten in der Beikostzeit bei gleichzeitigem Stillen das Zöliakierisiko nicht erhöht (LEAP- und EAT-Studie[52, 53]). Wichtig zu wissen ist auch noch, dass ein durch Zöliakie geschädigter Darm oft wichtige Mikronährstoffe verliert, besonders Eisen, Zink, Vitamin D, B12 und Folsäure. Eine gezielte Nährstoffanalyse und Supplementation können hier sinnvoll sein. Zudem wird diskutiert, inwieweit eine Dysbiose, also ein Ungleichgewicht im Mikrobiom, an der Entstehung der Zöliakie beteiligt ist. Erste Studien zeigen, dass bestimmte Darmbakterien eine protektive und andere eine triggernde Rolle spielen könnten.[54]

Glutenunverträglichkeit ist übrigens nicht gleich Weizenallergie. Das wird gerne mal verwechselt. Bei der Weizenallergie handelt es sich um eine klassische IgE-vermittelte Nahrungsmittelallergie, die sofortige Symptome wie Hautausschläge, Atemnot oder anaphylaktische Reaktionen auslösen kann. Die Diagnose erfolgt über Hauttests, den Nachweis von spezifischem IgE im Blut oder orale Provokationstests (siehe Seite 59). Anders als bei Zöliakie reagieren diese Kinder auf alle Weizenproteine, nicht nur auf Gluten. Die Therapie der Weizenallergie besteht im Verzicht auf Weizen, andere glutenhaltige Getreide wie Gerste oder Roggen sind mitunter verträglich.

ANDERE NAHRUNGSMITTELALLERGIEN: ERDNUSS, HÜHNEREI UND MEHR

Neben Kuhmilch, Soja und Gluten gehören Erdnuss, Baumnüsse, Hühnerei, Fisch und Weizen zu den häufigsten Allergieauslösern. Allergien zeigen sich entweder unmittelbar (IgE-vermittelt) oder verzögert (nicht-IgE-vermittelt) (siehe Seite 59). Die Symptome sind vielfältig und reichen von Hautausschlägen und Bauchweh bis zu lebensbedrohlichen Reaktionen. Meist handelt es sich um IgE-vermittelte Soforttyp-Allergien, bei denen bereits kleinste Mengen sehr schnell zu Symptomen führen können.

Klassische Symptome sind Nesselsucht, Hautrötungen, Ekzeme, Erbrechen, Bauchschmerzen, Durchfall, Atemnot, Husten und in schweren Fällen ein anaphylaktischer Schock, der auch lebensbedrohlich sein kann. Die Diagnostik erfolgt durch Anamnese, sogenannte Hautpricktests, Bestimmung allergenspezifischer IgE-Antikörper im Blut und gegebenenfalls durch orale Provokation unter ärztlicher Aufsicht. Die Behandlung besteht dann in der strikten Vermeidung des Auslösers. Bei Risikokindern sollte stets ein Notfallset mit Adrenalin-Autoinjektor, Antihistaminikum und Cortison vorhanden sein. Das Kind sollte das Notfallset überall bei sich tragen, also in der Kita, bei den Großeltern und so weiter. Zudem sollten die Personen, die die Betreuung übernehmen, auch in die Handhabe der Medikamentengabe instruiert sein.

Eine orale Toleranzinduktion, sogenannte Desensibilisierung, wird derzeit intensiv erforscht. Es handelt sich dabei um die regelmäßige Einnahme des Allergens (Allergieauslöser) als Tablette mit dem Ziel, das Immunsystem langsam an das Protein zu gewöhnen (Toleranz). Bei Erdnuss ist seit Kurzem eine solche standardisierte Therapie (zum Beispiel Palforzia®) verfügbar. Interessanterweise zeigen aktuelle Studien[55, 56], dass das frühzeitige Einführen potenziell allergener Lebensmittel wie Erdnuss oder Hühnerei im Rahmen der Beikost ab dem vierten Lebensmonat schützend wirkt. Dabei ist die individuelle Reife des Verdauungstrakts entscheidend. Und auch hier ist das Mikrobiom wieder ein spannender Forschungsansatz: Kinder mit vielfältiger Darmflora scheinen ein geringeres Allergierisiko zu haben.

GASTROINTESTINALE ERKRANKUNGEN

Gastrointestinale Beschwerden gehören zu den häufigsten Gesundheitsproblemen im Kindesalter und können die Lebensqualität von Kindern und Familien erheblich beeinträchtigen. Dieses Kapitel widmet sich dem Erkennen, Behandeln und Vermeiden von Magen-Darm-Erkrankungen – von harmlosen Verdauungsstörungen bis hin zu chronischen Entzündungen. Wir betrachten typische Symptome, erläutern medizinische Diagnostikverfahren und zeigen, wie durch gezielte Maßnahmen und eine ganzheitliche Betrachtung Beschwerden gelindert und Rückfälle vermieden werden können. Dabei ist es mir besonders wichtig, die individuelle Situation jedes Kindes zu berücksichtigen und dir als Elternteil fundierte Informationen für den Alltag an die Hand zu geben.

Koliken und ihre Anzeichen

Koliken gehören zu den wohl herausforderndsten Erfahrungen für frischgebackene Eltern. Sie bezeichnen ein Phänomen, das typischerweise in den ersten Lebenswochen beginnt und sich durch anhaltende, scheinbar grundlose Schreiattacken meist am späten Nachmittag oder Abend äußert. Man spricht von »Dreimonatskoliken«, weil die Beschwerden oft um den dritten Lebensmonat spontan wieder verschwinden (siehe Seite 30).

Studien zeigen, dass Koliken mit einer veränderten Zusammensetzung der Darmflora einhergehen können, zum Beispiel mit einer verminderten Vielfalt und einer reduzierten Präsenz nützlicher Bakterien, wie Bifidobakterien oder Laktobazillen.[57]

Ganzheitlich betrachtet ist es wichtig, sowohl die physiologischen als auch die emotionalen Aspekte zu berücksichtigen. Ein gereifteres Mikrobiom, körperliche Nähe, rhythmische Bewegungen wie zum Beispiel Wippen auf einem Ball, in der Federwiege oder einer Trage, sanfte Bauchmassagen oder Wärme mit zum Beispiel Kirschkernkissen – keine Wärmflasche, hier besteht Verbrühungsgefahr – können entlastend wirken. Auch probiotische Tropfen, vor allem *Lactobacillus reuteri DSM 17938*, haben in Studien eine gewisse Wirksamkeit gezeigt.[58]

Entscheidend ist jedoch vor allem: Eltern benötigen in dieser Phase viel Unterstützung, Zuwendung und die Bestätigung, dass sie nichts »falsch« machen. Koliken sind kein Zeichen von Versagen. Sie sind ein Übergangsphänomen eines reifenden Organismus.

DARMKOLIKEN ODER REGULATIONS-STÖRUNGEN?

Darmkoliken werden in der modernen Pädiatrie und Entwicklungsmedizin zunehmend auch als Ausdruck einer Regulationsstörung verstanden, also als Zeichen eines noch nicht ausgereiften Zusammenspiels zwischen dem Verdauungstrakt, dem Nervensystem und der emotionalen Verarbeitung des Neugeborenen (siehe Seite 30). Besonders in den ersten Lebensmonaten, einer Zeit intensiver Umstellung und Reifung, ist das kindliche System hochsensibel gegenüber Reizen von außen und innen.

In wissenschaftlichen Arbeiten wird heute angenommen, dass Säuglingskoliken nicht nur ein Problem des Darms sind, sondern vielmehr Ausdruck einer multifaktoriellen Unreife: einer noch nicht optimal balancierten Achse zwischen Gehirn und Bauch, auch als »Darm-Hirn-Achse« bezeichnet.[59]

Kinder mit Regulationsstörungen zeigen oft eine erhöhte Sensibilität gegenüber Umweltreizen, ein geringeres Selbstberuhigungspotenzial und reagieren stärker auf körperliche Unannehmlichkeiten wie Blähungen, Hunger, Müdigkeit oder Temperatureinflüsse. Die Darmkolik ist somit in vielen Fällen keine isolierte Störung des Verdauungssystems, sondern Teil eines umfassenderen Reifungsprozesses.

Auf neurobiologischer Ebene konnten Forscher zeigen, dass bei betroffenen Säuglingen häufig ein Ungleichgewicht im vegetativen Nervensystem vorliegt: Das parasympathische System, zuständig für Ruhe, Verdauung und Regeneration, ist weniger dominant, während der Sympathikus, der »Stressnerv« überaktiv sein kann. Diese Dysbalance begünstigt muskuläre Spannungszustände, Bauchkrämpfe, Unruhe und Schlafprobleme.

Auch die Zusammensetzung des Mikrobioms spielt eine wesentliche Rolle. Studien belegen, dass Kinder mit ausgeprägten Koliken häufig ein weniger vielfältiges Mikrobiom besitzen und bestimmte entzündungsfördernde Bakterien zum Beispiel Proteobakterien in höherer Anzahl vorhanden sind.[60] Gleichzeitig fehlen oft schützende Arten wie

Laktobazillen oder Bifidobakterien. Hieraus ergibt sich die Möglichkeit einer gezielten probiotischen Intervention, die in Studien teils vielversprechende Ergebnisse zeigte, insbesondere mit *Lactobacillus reuteri DSM 17938.*[61]

In der ganzheitlichen Familienmedizin wird daher empfohlen, Koliken nicht nur lokal am Bauch zu behandeln, sondern das ganze System des Kindes zu betrachten. Schlafrhythmus, familiäre Dynamik, Geburtsverlauf, Stillverhalten, Mikrobiomstatus, körperliche Spannungen zum Beispiel nach schwieriger Geburt, emotionale Regulationsfähigkeit und nicht zuletzt auch die Belastung der Eltern spielen hierbei eine Rolle.

Geburtserfahrungen, insbesondere operative Geburten wie der Kaiserschnitt oder Geburten mit Vakuumextraktion oder Geburtskomplikationen, können sich auf die spätere vegetative Reifung und Mikrobiomentwicklung auswirken. Kinder, die nicht durch den Geburtskanal geboren wurden, erhalten initial ein anderes Mikrobiom, eher geprägt von Haut- und Umgebungserregern als von vaginalen und fäkal-oralen Keimen der Mutter, was sich auf die Immunmodulation und Verdauung auswirken kann.[62] Auch die Geburtserfahrung selbst, etwa eine hohe Stressbelastung, kann über die HPA-Achse (Hypothalamus-Hypophysen-Nebennierenrinden-Achse) das Stresssystem des Kindes langfristig beeinflussen und so Regulationsstörungen fördern.

Behandlungskonzepte sollten daher multimodal sein und verschiedene Komponenten mit einschließen. Hilfreiche Optionen können zum Beispiel sein:

- Tragen in der Tragehilfe, Känguru-Pflege, Nähe, Regulation über Körperkontakt
- Osteopathische Behandlungen, vor allem bei Geburtstraumata oder Schädelasymmetrien
- Mikrobiologische Therapie, zum Beispiel Probiotika, gegebenenfalls in Kombination mit präbiotischen Ballaststoffen
- Sanfte Bauchmassagen oder Wärmeanwendungen
- Eventuell Anpassung der mütterlichen Ernährung bei Verdacht auf Nahrungsmitteltrigger bei vollgestillten Kindern – hier empfiehlt sich eine Diagnostik zuvor
- Gegebenenfalls begleitende Beratung durch eine Hebamme oder Familiengesundheitsexpertin oder einen -experten

In besonders belastenden Fällen können auch körpertherapeutische oder entwicklungspsychologische Maßnahmen wie das emotionale Eltern-Kind-Bonding, entwicklungspädiatrische Beratung oder eine begleitende Körperpsychotherapie für Eltern hilfreich sein, insbesondere wenn die Regulationsstörung bereits die Eltern-Kind-Beziehung oder die elterliche Selbstwirksamkeit beeinträchtigt.

Wichtig ist, dass Eltern in dieser Phase nicht nur ihr Kind im Blick haben, sondern auch sich selbst. Denn ein reguliertes Kind braucht regulierte Bezugspersonen. Eine wertschätzende, empathische Haltung seitens des medizinischen Umfelds ist ebenso zentral wie fachlich fundierte Information und Aufklärung. Denn Regulationsstörungen sind zwar meist harmlos, doch nie belanglos für die betroffenen Familien.

Ich selbst kann hier aus dem Nähkästchen plaudern: In den ersten Monaten hat unser Sohn im Endeffekt auf mir gelebt – Trage oder Bauch. Ich war so dankbar für das Tragetuch. So konnte ich wenigstens irgendwas machen. Um ehrlich zu sein, konnte ich auch nicht immer ruhig bleiben, war oft am Rande meiner Kräfte und verzweifelt. Rückblickend habe ich in dieser Zeit auch nicht stets wie aus dem Lehrbuch gehandelt, obwohl ich es als Ärztin eigentlich besser weiß. Aber hey: Wir sind alle neu in diesem Spiel – Fehler zu machen ist okay.

KOLIKÄHNLICHE BESCHWERDEN BEI ÄLTEREN KINDERN

Auch wenn der Begriff »(Säuglings-)Kolik« hier im engeren medizinischen Sinn auf die ersten Lebensmonate beschränkt ist, berichten manche Eltern auch bei älteren Kindern über wiederkehrende, krampfartige Bauchschmerzen ohne erkennbare organische Ursache. In der Fachliteratur wird in diesem Zusammenhang häufig von »funktionellen Bauchschmerzen« gesprochen (siehe Seite 98). Eine solche Diagnose wird bei Kindern ab etwa drei Jahren recht häufig gestellt.

Diese Beschwerden äußern sich meist durch episodische, teils sehr heftige Bauchschmerzen, die ohne erkennbare körperliche Ursache auftreten, oft aber mit Stress, emotionaler Belastung oder familiären Veränderungen korrelieren. Die Kinder zeigen dabei oft eine gute Entwicklung, normales Essverhalten und unauffällige Laborwerte.

Mögliche Ursachen für solche kolikähnlichen Beschwerden im Kleinkind- oder Schulalter sind funktionelle gastrointestinale Störungen (wie das Reizdarmsyndrom, siehe Seite 84),

Nahrungsmittelunverträglichkeiten, zum Beispiel Laktose, Fruktose oder Sorbit, eine Dysbiose der Darmflora, psychovegetative Dysregulation oder schlicht altersentsprechende Reifungsprozesse des Nervensystems. Als psychovegetative Dysregulation wird eine Fehlfunktion des sogenannten vegetativen Nervensystems (autonomes Nervensystem; Sympathikus und Parasympathikus) bezeichnet, das aus psychischen Belastungen resultiert.

In einer ganzheitlichen Betrachtung lohnt sich ein Blick auf das emotionale Umfeld, das Essverhalten, die Stuhlfrequenz, die Zusammensetzung der Ernährung und gegebenenfalls auch das Mikrobiomprofil. In einzelnen Fällen können auch unerkannte Nahrungsmitteltrigger eine Rolle spielen, ebenso wie unregelmäßige Mahlzeiten, Bewegungsmangel oder unzureichende Flüssigkeitszufuhr.

Wichtig ist: Auch bei älteren Kindern sollten wiederkehrende Bauchschmerzen ernst genommen werden, insbesondere wenn sie das Alltagsleben beeinträchtigen oder mit Warnzeichen wie Gewichtsverlust, nächtlichen Schmerzen oder blutigem Stuhl einhergehen. Die Zusammenarbeit von Kinderarztpraxis, Ernährungstherapie und gegebenenfalls psychologischer Begleitung kann hier wertvolle Impulse geben. Und natürlich kann hinter einer Darmkolik auch einmal etwas Ernsteres stecken.

WARNZEICHEN BEI KOLIKEN

Achtung! Koliken können auch auf ernste gesundheitliche Ursachen hinweisen! Auch wenn die meisten Koliken bei Säuglingen und älteren Kindern funktionell und harmlos sind, gibt es Situationen, in denen kolikartige Beschwerden auf eine ernsthafte organische Erkrankung hindeuten können, die dringend medizinisch abgeklärt und behandelt werden muss. Bei diesen sogenannten Red Flags sollten Eltern und Ärztinnen und Ärzte genau hinschauen:

- **Gallenkoliken:** Schmerzen, die durch Gallengangsteine oder Gallengangverschluss verursacht werden können, führen zu heftigen krampfartigen Bauchschmerzen, oft im rechten Oberbauch, begleitet von Übelkeit oder Gelbsucht. Diese erfordern eine rasche Diagnostik und Behandlung.
- **Appendizitis (Blinddarmentzündung):** Beginnt meist mit unspezifischen Bauchschmerzen, die sich rasch verschlimmern und oft in den rechten Unterbauch wandern. Fieber, Erbrechen und zunehmende Schmerzen sind typische Begleitsymptome. Unbehandelt kann die Entzündung lebensbedrohlich werden (siehe Seite 110).

- **Andere mögliche Ursachen:** Darmverschluss, schwere Infektionen, Nieren- oder Harnwegserkrankungen oder seltene Stoffwechselstörungen können ebenfalls kolikartige Beschwerden verursachen.

Solche ernsthaften Erkrankungen zeigen häufig zusätzlich Warnzeichen wie anhaltendes Erbrechen, blutigen Stuhl, Fieber, Gewichtsverlust oder eine generelle Verschlechterung des Allgemeinzustandes. Bei Auftreten dieser Symptome ist eine sofortige ärztliche Vorstellung notwendig.

In der Praxis gilt deshalb: Kolikartige Schmerzen sollten nie leichtfertig abgetan werden. Neben der differenzierten Diagnostik durch die Kinderärztin oder den Kinderarzt ist es wichtig, auf die Gesamtsituation des Kindes zu achten. Funktionelle Beschwerden und ernste organische Ursachen können sich manchmal ähneln, unterscheiden sich aber in Verlauf und Begleitsymptomen.

Eine frühzeitige Abklärung kann helfen, ernste Erkrankungen auszuschließen und den Kindern die bestmögliche Behandlung zukommen zu lassen.

Magen-Darm-Infektionen

Kaum ein Thema bringt so viele Elternnächte um den Schlaf wie die klassische »Magen-Darm-Welle«. Sie ist für viele Eltern sogar der Endgegner schlechthin. Ob in der Krippe, nach einem Spielplatzbesuch oder beim Familienbesuch: Plötzlich beginnt das Kind zu spucken, bekommt Durchfall, fiebert und schon stehen alle Alarmglocken auf Rot. Tatsächlich gehören gastrointestinale Infektionen (Magen-Darm-Infekte) zu den häufigsten Erkrankungen im Kleinkindalter. Jedes Kind macht in den ersten Lebensjahren mehrere solcher Infekte durch, manche mild, manche heftig – Letzteres hoffe ich natürlich nicht für dich. Aus kinderärztlicher Sicht sind sie meist selbstlimitierend (das heißt, die Erkrankung heilt von selbst), aus Elternsicht jedoch oft ein emotionaler Ausnahmezustand.

Besonders spannend ist der Blick auf das Mikrobiom. Es zeigt sich, dass Kinder mit einer größeren mikrobiellen Vielfalt und einem gesunden Aufbau ihrer Darmflora tendenziell seltener schwere Magen-Darm-Infektionen entwickeln. Auch das Stillen hat hier eine besondere Schutzfunktion, nicht nur über Antikörper, sondern auch durch die Unterstützung der Darmflora und die Reifung der Immunabwehr. Frühkindliche Antibiotikagaben, Kaiserschnittgeburten oder eine ungünstige Ernährung beeinflussen das kindliche Mikrobiom hingegen negativ mit potenziellen Folgen für Infektanfälligkeit und Immunbalance.

Nicht selten erzählen Eltern in der Praxis mit einem Hauch Galgenhumor von synchron erkrankten Geschwisterkindern, durchwachten Nächten und plötzlich ganz neuen Erkenntnissen über die Funktionsweise von Waschmaschinen. »Magen-Darm« ist eben nicht nur ein medizinisches, sondern auch ein sehr praktisches Thema.

URSACHEN UND ERREGER

Magen-Darm-Infektionen werden bei Kindern meist durch Viren verursacht, am häufigsten durch Rotaviren, Noroviren oder Adenoviren. In selteneren Fällen sind auch Bakterien wie zum Beispiel Salmonellen, *Campylobacter, Escherichia coli* oder Parasiten beteiligt. Besonders häufig treten Infektionen in den Herbst- und Wintermonaten auf. Kleinkinder und Säuglinge sind besonders anfällig, da ihr Immunsystem und die Darmbarriere noch in der Entwicklung sind. Die Infektion erfolgt meist über Schmierinfektion oder kontaminierte Oberflächen und Spielzeug.

Aber wie lange überleben diese Keime denn auf Oberflächen? Das ist ein häufig unterschätztes Risiko. Denn viele der Magen-Darm-Erreger überleben erstaunlich lange auf Oberflächen, und das erklärt auch, warum sich Infekte in Krippen, Kindergärten und Familien so schnell verbreiten. Für die jeweilige Überlebenszeit auf Oberflächen gilt:

- **Noroviren:** Bis zu vier Wochen auf Oberflächen, auf manchen Materialien sogar bis zu 140 Tage.[63]
- **Rotaviren:** Zehn Tage bis über eine Woche auf Händen, länger auf glatten Flächen.[64]
- **Adenoviren:** Bis zu acht Wochen auf nichtporösen Oberflächen.[65]
- **Salmonellen:** Bis zu mehreren Wochen, insbesondere auf Holz oder Kunststoff.[66]

Dies verdeutlicht die immense Bedeutung von konsequenter Hygiene mit regelmäßigem Händewaschen mit Seife, der Desinfektion relevanter Flächen bei Erkrankung, einer sorgfältigen Küchenhygiene und der gründlichen Reinigung von Spielzeug. Das sind einfache, aber wirksame Maßnahmen.

ANZEICHEN UND SCHNELLE HILFE

Typische Symptome bei Magen-Darm-Infekten sind wässriger Durchfall, Erbrechen, Fieber, Bauchschmerzen und Appetitverlust. Bei Säuglingen können auch unspezifische Zeichen wie Unruhe, schrilles Schreien oder Trinkverweigerung auftreten. Die größte Gefahr liegt im Flüssigkeitsverlust, der bei kleinen Kindern rasch zu einer Dehydratation führen kann. Warnzeichen sind trockene Schleimhäute, eingesunkene Fontanelle, verminderte Urinausscheidung und Apathie. Damit die Magen-Darm-Infektion möglichst schnell vorübergeht, gibt es ein paar Hilfsmittel.

Im Vordergrund steht erst einmal die Rehydratation, also der Flüssigkeitsausgleich. Die WHO empfiehlt die Gabe von oralen Rehydratationslösungen (ORS), die Wasser, Glukose und Elektrolyte enthalten. Du kannst auch eine Elektrolytlösung selbst herstellen, die WHO schlägt dafür folgendes Rezept vor:

- 4 Teelöffel Zucker (Saccharose wird im Körper in Glukose und Fruktose gespalten)
- ¾ Teelöffel Salz (Kochsalz = Natriumchlorid)
- 1 Tasse Orangensaft oder ersatzweise 2 Bananen dazu essen (enthält Kalium)
- 1 Liter Mineralwasser oder industriell aufbereitetes Wasser

Hausmittel wie Tee mit Traubenzucker und etwas Salz können ebenfalls helfen. Muttermilch sollte unbedingt weiter gegeben werden, da sie nicht nur Flüssigkeit, sondern auch immunaktive Substanzen enthält. Wenn das Kind noch voll gestillt wird, sollte es ausschließlich Muttermilch bekommen. Muttermilch ist sozusagen die optimale Elektrolytlösung fürs Baby. Während der Magen-Darm-Erkrankung haben Kinder oft keinen Appetit. Das ist völlig in Ordnung. Das Essen ist zweitrangig. Primär wichtig ist die Flüssigkeitszufuhr. Falls dein Kind gerade erbrochen hat, dann warte 20 bis 30 Minuten zu, bis du ihm wieder Flüssigkeit anbietest. Du kannst diese auch löffelweise alle 5 bis 10 Minuten geben. Das wird oft besser vertragen, gerade in der Akutphase. Auch naturheilkundlich lassen sich Magen-Darm-Beschwerden gut begleiten. Bewährt haben sich zum Beispiel geriebener Apfel, denn die Pektine binden Flüssigkeit, Karottensuppe nach Moro, denn sie hat eine antimikrobielle Wirkung, oder leichte Kräutertees wie zum Beispiel Kamille, Fenchel oder Kümmel je nach Geschmack des Kindes. Wärmeanwendungen mit Kirschkern- oder Hirsesäckchen oder Bauchmassagen können helfen, das vegetative Nervensystem zu beruhigen und die Darmmotilität zu unterstützen.

Eine ballaststoffarme, leicht verdauliche Kost kann nach dem Abklingen von Erbrechen wieder eingeführt werden. Oder das Kind soll einfach das essen, worauf es Lust hat. Kinder sind da sehr intuitiv. Vertraue auf dein Kind. Wichtig ist es, auf den Salz- und Zuckergehalt zu achten. Die Klassiker Cola und Salzstangen sind da nicht unbedingt geeignet, vor allem nicht für Kleinkinder. Medikamente wie Loperamid oder Antiemetika werden ebenfalls im Kindesalter nicht empfohlen.

Zusätzlich gewinnen Probiotika in der Behandlung und Prävention zunehmend an Bedeutung. Studien zeigen, dass bestimmte Stämme wie *Lactobacillus rhamnosus GG oder Saccharomyces boulardii* die Dauer und Schwere von infektiösem Durchfall signifikant reduzieren können.[67, 68] Allerdings ist die Evidenzstärke (also sozusagen die Sicherheit eines Beweises) abhängig von den verschiedenen Bakterienstämmen; nicht jedes Probiotikum wirkt gleich. Wichtig ist hier ein differenzierter, evidenzbasierter Einsatz.

MAGEN-DARM-INFEKTE VERMEIDEN

Magen-Darm-Infekte sind für Eltern oft ein wiederkehrender Albtraum: Erbrechen mitten in der Nacht, stundenlanges Händchenhalten auf dem Boden des Badezimmers, das große Kind krank, das Baby auf dem Arm und man selbst kurz vor dem Kollaps. Kein Wunder, dass sich viele Tipps und Tricks wünschen, wie sie die Magen-Darm-Welle umgehen können. Als ganzheitlich arbeitende Ärztin für Familienmedizin und Mutter weiß ich: Nicht jede Magen-Darm-Erkrankung lässt sich verhindern, aber es gibt sehr wohl Wege, das Risiko zu senken und den Verlauf abzumildern. Der Schlüssel liegt wie so oft im Immunsystem. Und damit auch im Darm.

Denn das Mikrobiom ist im Endeffekt das Schutzschild im Inneren. Der Darm ist nicht nur für die Verdauung zuständig. Rund 70 Prozent unserer Immunzellen sitzen in der Darmschleimhaut. Dort steht das Immunsystem in engem Austausch mit dem Mikrobiom, also den Billionen Mikroorganismen, die in unserem Verdauungstrakt leben. Dieses feine Gleichgewicht entscheidet mit darüber, wie gut Kinder Infekte abwehren können und ob ein Virus sich nur kurz einnistet oder für tagelange Beschwerden sorgt. Studien zeigen: Kinder mit einem vielfältigen, stabilen Mikrobiom sind besser gegen virale Magen-Darm-Erkrankungen gewappnet. Eine gezielte Stärkung des Mikrobioms wirkt präventiv und kann sogar die Erholungszeit verkürzen. Die beste Mikrobiompflege beginnt aber nicht erst beim Infekt, sondern im Alltag. Und das Schöne ist: Schon kleine Maßnahmen können Großes bewirken. Mehr Informationen dazu findest du ab Seite 162.

Auch Händehygiene ist essenziell, gerade wenn der Infekt schon kursiert. Aber: Übermäßige Desinfektion schwächt langfristig die Hautbarriere und kann sogar das Immunsystem negativ beeinflussen, gerade bei Kindern, die noch in immunologischer Entwicklung sind. Händewaschen mit milder Seife ist ausreichend. Es braucht kein aggressives Desinfektionsmittel im Alltag. Auch Probiotika können präventiv helfen, wenn sie gezielt und evidenzbasiert eingesetzt werden, zum Beispiel während Infektwellen oder zur Regeneration nach Antibiotikagaben. Besonders bei häufigen Magen-Darm-Infekten kann ein multistammbasiertes Präparat sinnvoll sein.

Ein weiterer oft unterschätzter Faktor bei der Infektabwehr ist Stress. Denn auch Kinder können hohe Stresslevel haben. Schon Kita-Kinder erleben mitunter Überforderung, Schlafmangel oder Reizüberflutung, und das wirkt sich auch auf die Darm-Hirn-Achse aus. Geregelte Schlafzeiten – auch am Wochenende, viel Zeit draußen im Grünen – wir lieben es zum Beispiel, barfuß durchs Gras zu laufen, und achtsame Rituale, wie zum Beispiel Bücher lesen, Kuscheln oder Yoga, können im Alltag helfen. Hinweis zu gestillten Kindern: Stillen schützt erwiesenermaßen vor Magen-Darm-Infekten, da Muttermilch sowohl antimikrobielle als auch entzündungshemmende Komponenten enthält.

Natürlich ist nicht jeder Magen-Darm-Infekt vermeidbar. Aber du kannst mehr tun, als du denkst, und dein Kind stark machen. Wenn der Körper stabil ist, verlaufen viele Infekte milder oder kürzer. Und oft geht der Kelch sogar ganz an einem vorüber. Wichtig ist: Die stärksten Schutzschilde bauen wir nicht über Nacht auf, sondern Tag für Tag.

MYTHENCHECK BEI MAGEN-DARM-INFEKTEN

Mythos 1: Dreck reinigt den Magen.

Dieser Spruch stammt aus einer Zeit, in der Infektionen kaum verstanden wurden. Tatsächlich verursacht Schmutz nicht selten Durchfälle durch Krankheitserreger, die über verunreinigte Hände, Spielzeug oder Lebensmittel in den Mund gelangen. Der Darm reinigt sich übrigens selbst durch Bewegung, Sekrete, das Mikrobiom und Immunzellen.

Mythos 2: Zahnen als Ursache für Magen-Darm-Infekte?
Das Zahnen selbst führt nicht zu Magen-Darm-Infekten. Allerdings stecken sich Babys in dieser Phase häufiger an, da sie vermehrt Gegenstände in den Mund nehmen und ihr Immunsystem noch unausgereift ist. Korrelation (also ein beobachteter Zusammenhang) ist also nicht gleich Kausalität (Ursache und Wirkung).

Mythos 3: Salzstangen und Cola helfen bei Magen-Darm-Infekten.
Diese »Hausmittel« sind weder altersgerecht noch medizinisch sinnvoll. Salzstangen liefern kaum Kalium und enthalten viel Salz, Cola enthält Zucker und Koffein. Stattdessen sind Elektrolytlösungen, Wasser, Muttermilch und leicht verdauliche Nahrung wie pürierte Karotten, Apfelmus oder Zwieback empfehlenswert.

Verstopfung und Durchfall

Verdauungsprobleme wie Verstopfung (Obstipation) und Durchfall (Diarrhö) sind häufige Herausforderungen im Säuglings- und Kindesalter. Eltern berichten in der Praxis oft über tagelange Stuhlpausen, quälende Bauchschmerzen oder plötzliche Durchfälle. Dabei ist das Spektrum möglicher Ursachen breit, von harmlosen Ernährungseinflüssen bis zu behandlungsbedürftigen Erkrankungen. In diesem Abschnitt schauen wir uns die häufigsten Auslöser an und ich erkläre dir bewährte und neue Therapieansätze sowie Präventionsmöglichkeiten.

URSACHEN

Verstopfung kann durch eine Vielzahl funktioneller, organischer und auch psychischer Ursachen entstehen. Eine der häufigsten Ursachen im Kleinkindalter ist die sogenannte funktionelle Obstipation, ein Zustand, bei dem keine organische Ursache vorliegt, sondern die Stuhlentleerung durch eine Kombination aus Verhalten, wie zum Beispiel willentlichem Zurückhalten, Ernährung, zum Beispiel ballaststoffarme Kost, verminderter Flüssigkeitszufuhr oder Bewegungsmangel gestört ist. Auch eine zurückhaltende oder negative Erfahrung beim Toilettengang zu Hause oder in der Kita kann langfristig zur Vermeidung des Toilettengangs führen, was wiederum den Stuhl eindickt und Schmerzen beim Ausscheiden verursacht.

Organische Ursachen wie Zöliakie, Hypothyreose, spinale Fehlbildungen (Fehlbildungen im Bereich des Rückenmarks) oder der seltene Morbus Hirschsprung sollten bei chronischer Obstipation mit ausbleibender Besserung durch eine sorgfältige ärztliche Untersuchung ausgeschlossen werden. Auch Medikamente, wie Eisenpräparate, und bestimmte Stoffwechselstörungen können Verstopfung begünstigen. Die Rolle des Mikrobioms bei Verstopfung ist ein zentrales Forschungsfeld. Eine geringere mikrobielle Diversität und ein Überwiegen methanbildender Bakterien (zum Beispiel *Methanobrevibacter smithii*) werden mit verlangsamter Darmpassage in Verbindung gebracht.[69] Gestillte Kinder haben im Vergleich seltener eine funktionelle Verstopfung, vermutlich durch die bifidogene Wirkung der Muttermilch und ihren Beitrag zum Aufbau einer gesunden Darmflora.

Durchfall kann akut oder chronisch verlaufen und hat ebenso vielfältige Ursachen. Neben Infekten spielen hier vor allem Nahrungsmittelunverträglichkeiten eine Rolle, zum Beispiel die Laktoseintoleranz oder Fruktosemalabsorption, das postinfektiöse Reizdarmsyndrom oder entzündliche Darmerkrankungen. Ein spannender Aspekt ist die sogenannte *toddler's diarrhea,* eine funktionelle Diarrhö, die bei ansonsten gesunden Kleinkindern zwischen dem ersten und fünften Lebensjahr auftritt. Man vermutet eine Kombination aus schneller Darmpassage, erhöhtem Fruchtsaftkonsum mit dem hohen Fruktoseanteil, unreifer Fettverdauung und einer veränderten Darmmotilität.

Auch hier ist das Mikrobiom wieder ein entscheidender Faktor. Nach einer Antibiotikatherapie kann es zu einer gestörten Kolonisation von Bakterien kommen, die mit wiederkehrenden Durchfällen assoziiert ist. Studien zeigen, dass probiotische Gaben das Gleichgewicht wiederherstellen und die Dauer sowie Häufigkeit solcher Episoden deutlich reduzieren können.[70]

BEHANDLUNG UND VORBEUGUNG

Bei Verdauungsbeschwerden wie Verstopfung und Durchfall sind Basismaßnahmen das Fundament einer erfolgreichen Behandlung, und zwar sowohl aus schulmedizinischer als auch aus ganzheitlicher Sicht. Sie helfen, Symptome zu lindern, die Darmfunktion zu stabilisieren und das Wohlbefinden deines Kindes zu verbessern.

Bei der Verstopfung gewinnt neben den klassischen Säulen einer ballaststoffreichen Ernährung, ausreichender Flüssigkeitszufuhr und ausreichend Bewegung die gezielte Förderung der Darmflora immer mehr an Bedeutung. Lösliche Präbiotika wie Inulin, Oligofruktose oder resistente Stärke dienen als »Nahrung« für gesundheitsfördernde Darmbakterien und tragen langfristig zur Verbesserung der Stuhlkonsistenz und -häufigkeit bei. Diese natürlichen Ballaststoffe finden sich beispielsweise in Chicorée, Zwiebeln oder Bananen und können Schritt für Schritt in den Speiseplan integriert werden. Naturheilkundlich haben sich unterstützende Maßnahmen wie feuchtwarme Wickel oder sanfte Bauchmassagen bewährt, die die Durchblutung und Darmbewegung fördern. Auch bestimmte Kräuter wie Anis, Fenchel und Kümmel wirken krampflösend und beruhigend auf den Darm. Ihre Anwendung sollte jedoch immer individuell und verantwortungsvoll erfolgen, um Unverträglichkeiten oder Überdosierungen zu vermeiden.

Zeigt sich trotz dieser Maßnahmen keine Besserung, ist die medikamentöse Behandlung mit Macrogol, zum Beispiel Movicol, der Goldstandard. Diese Substanzen binden Wasser im Darm, machen den Stuhl weicher und erleichtern die Passage. Studien belegen ihre Überlegenheit gegenüber älteren Mitteln wie Lactulose oder Paraffinöl in Bezug auf Wirksamkeit und Verträglichkeit.[71]

Aber was bedeutet ballaststoffreiche Ernährung, ausreichend Flüssigkeit und Bewegung bei Kindern? Ballaststoffe sind unverdauliche Pflanzenbestandteile, die im Darm Wasser binden und das Volumen des Stuhls erhöhen. Sie fördern die Darmbewegung (Peristaltik) und helfen so, Verstopfung vorzubeugen oder sie zu lindern. Bei Kindern ist die Menge an Ballaststoffen altersabhängig zu sehen: Neugeborene und Säuglinge bis zu einem Jahr erhalten vorwiegend Muttermilch oder angepasste Säuglingsnahrung, die kaum Ballaststoffe enthält. Hier spielt die Ernährung der Mutter beim Stillen eine Rolle, und mit der Einführung der Beikost ab etwa fünf bis sechs Monaten kommen erste ballaststoffreiche Lebensmittel in den Speiseplan, zum Beispiel pürierte Gemüse und Vollkorngetreide.

Kleinkinder zwischen ein und drei Jahren sollten täglich etwa 10 bis 15 Gramm Ballaststoffe erhalten, idealerweise verteilt auf mehrere Mahlzeiten. Gute Quellen sind weiches Obst wie Birne oder Apfel, Gemüse wie Karotten oder Brokkoli, Hülsenfrüchte in kleinen Mengen je nach Verträglichkeit – das ist Gewohnheitssache –, Vollkornprodukte wie Vollkornbrot, Vollkornnudeln oder Haferflocken und Kartoffeln. Für diese Altersgruppe sind die Ballaststoffe wichtig, um eine gesunde Darmfunktion aufzubauen und zu erhalten. Die Ballaststoffe sollten langsam und schrittweise in die Ernährung eingeführt werden, damit sich der Darm gut anpassen kann und Blähungen vermieden werden. Außerdem fördern Ballaststoffe nicht nur die Verdauung, sondern tragen auch zur Sättigung bei und unterstützen insgesamt das Wohlbefinden der Kinder.

Auch die Flüssigkeitszufuhr ist bei Verdauungsbeschwerden essenziell, denn Wasser hilft, den Stuhl weich zu halten, und erleichtert den Transport im Darm. Die Empfehlungen für die tägliche Flüssigkeitsmenge sind ebenfalls altersabhängig. Säuglinge bis sechs Monate bekommen ihre Flüssigkeit über Muttermilch oder Formula. Und dies nach Bedarf. Ab dem Beikostalter, also mit circa sechs Monaten, sollten zusätzlich etwa 100 bis 200 Milliliter Flüssigkeit pro Kilogramm Körpergewicht täglich aufgenommen werden. Du kannst deinem Kind einfach das Wasser in einem Glas immer wieder zu den Mahlzeiten oder auch mal zwischendurch anbieten. Kleinkinder zwischen ein und drei Jahren benötigen ungefähr 1 bis 1,3 Liter Flüssigkeit pro Tag, je nach Aktivität und Umgebungstemperatur. Wasser ist die hier beste Wahl. Stark zuckerhaltige oder kohlensäurehaltige Getränke sollten vermieden werden.

Bewegung fördert die Darmtätigkeit durch Aktivierung der Bauchmuskulatur und den gesamten Stoffwechsel zusätzlich. Schon einfache Bewegungen wie Krabbeln, Laufen, Treppensteigen oder Spielen unterstützen die Verdauung. Bei Neugeborenen und Säuglingen helfen sanfte Bauchmassage und altersgerechte Bewegungsübungen, zum Beispiel das »Fahrradfahren« mit den Beinchen. Kleinkinder sollten sich täglich mindestens 60 Minuten aktiv bewegen, idealerweise verteilt auf den ganzen Tag, mit freien Spiel- und Bewegungszeiten an der frischen Luft. Ein Zuviel an Bewegung gibt es bei Kindern eigentlich nicht. Lass dein Kind seinen Bewegungsdrang frei ausleben. Regelmäßige Bewegung hilft nicht nur der Verdauung, sondern auch dem allgemeinen Wohlbefinden und der Entwicklung des Kindes.

Diese drei Säulen aus ballaststoffreicher Ernährung, ausreichend Flüssigkeit und Bewegung sind essenziell für eine gesunde Verdauung bei Kindern. Ihr könnt sie einfach in den Alltag integrieren, um langfristig Darmproblemen vorzubeugen und das Wohlbefinden der Kleinen zu fördern. Am besten geht ihr mit gutem Beispiel voran.

Beim Durchfall hingegen steht vor allem die Rehydrierung im Vordergrund, denn der Ausgleich von Flüssigkeits- und Elektrolytverlust ist lebenswichtig, besonders bei Säuglingen und Kleinkindern. Orale Rehydrationslösungen (ORS) sind wissenschaftlich bestens untersucht und stellen die Therapie der Wahl dar (siehe Seite 140).

Zusätzlich können Probiotika wie *Saccharomyces boulardii* oder *Lactobacillus rhamnosus GG* unterstützend wirken, indem sie die Darmflora stabilisieren und Entzündungsprozesse hemmen.[72] Neue wissenschaftliche Untersuchungen lenken den Blick auf postbiotische Substanzen, also Stoffwechselprodukte der Darmbakterien, insbesondere kurzkettige Fettsäuren (SCFAs) wie Butyrat. Diese fungieren als wichtige Energiequelle für die Zellen des Dickdarms (Kolonozyten), stärken die Darmbarriere und können die entzündliche Reaktion reduzieren.[73] Somit öffnet sich ein spannendes Feld für innovative Therapien zur langfristigen Stabilisierung der Darmgesundheit.

Nun fragst du dich sicherlich: Kann ich Verstopfung oder Durchfall bei meinem Kind irgendwie ganz vermeiden? Du wirst auch in den weiteren Kapiteln noch viel dazu lernen, wie du den Darm deines Kindes von Anfang an gesund pflegst. In Bezug auf Verstopfung und Durchfall beginnt die Prophylaxe früh. Stillen, wenn möglich über mindestens vier bis sechs Monate, reduziert das Risiko für gastrointestinale Infekte und funktionelle Verdauungsprobleme (siehe Seite 122). Eine schrittweise, individuell abgestimmte Beikosteinführung mit möglichst unverarbeiteten Lebensmitteln unterstützt zusätzlich die Darmentwicklung. Der Verzicht auf unnötige Antibiotikagaben, die Förderung eines stressarmen Familienalltags, regelmäßige Bewegung und der achtsame Umgang mit den Ausscheidungsbedürfnissen des Kindes schaffen ein Umfeld, in dem sich der Darm gesund entwickeln kann.

In Zukunft könnte die gezielte Mikrobiommodulation mittels symbiotischer Therapien, also eine Kombination aus Pro- und Präbiotika, personalisierter Ernährung oder sogar Fäkaltransplantation (also die Übertragung von aufbereitetem Stuhl eines Gesunden in den Darm einer anderen Person) auch bei funktionellen Verdauungsstörungen eine Rolle spielen. Studien hierzu laufen bereits.

MYTHENCHECK BEI VERSTOPFUNG

Mythos 1: Mein Kind trinkt zu wenig und hat deswegen Verstopfung.

Zwar kann Flüssigkeitsmangel die Stuhlkonsistenz beeinflussen, meist ist dies jedoch nicht die Hauptursache. Viele Kinder trinken genug, aber ernähren sich ballaststoffarm oder haben eine verlangsamte Darmmotilität.

Mythos 2: Ballaststoffe helfen immer gegen Verstopfung.
Das stimmt nur teilweise. Ballaststoffe benötigen viel Flüssigkeit, sonst verstärken sie die Verstopfung. Zudem reagieren manche Kinder empfindlich auf bestimmte Faserstoffe. Eine individuelle Anpassung ist entscheidend.

Mythos 3: Das Kind muss jeden Tag Stuhlgang haben.
Die Spannbreite der Normalität ist groß. Ein Kind, das alle zwei bis drei Tage ohne Beschwerden Stuhl absetzt, ist ebenso gesund wie eines mit täglichem Stuhlgang. Wichtig ist das subjektive Wohlbefinden.

Mythos 4: Bananen führen zur Verstopfung.
Reife Bananen wirken meist regulierend. Nur unreife (grüne) Bananen enthalten viel resistente Stärke, die stopfend wirken kann. In kleinen Mengen sind Bananen gut verträglich.

Mythos 5: Bewegung hilft nicht gegen Verstopfung.
Tatsächlich fördert körperliche Aktivität die Darmperistaltik, besonders bei älteren Kindern. Bei Säuglingen ersetzen Bauchmassagen und gezielte Übungen wie das »Fahrradfahren« mit den Beinen die Bewegung.

Stuhlinkontinenz bei Kindern

Stuhlinkontinenz bezeichnet die wiederholte unwillkürliche Abgabe von Stuhl, teilweise oder vollständig, bei einem Kind, das dem entwicklungspsychologischen Alter nach eigentlich schon »sauber« sein sollte. Sie betrifft rund ein bis drei Prozent aller Kinder im Vorschul- und Grundschulalter und ist damit keineswegs selten. Eltern fühlen sich häufig hilflos, schämen sich oder fürchten schwerwiegende Ursachen. Und Stuhlinkontinenz ist für betroffene Kinder nicht nur ein körperliches Problem, sondern oft ein tiefgreifendes emotionales. Viele Kinder schämen sich, ziehen sich zurück oder vermeiden soziale Situationen aus Angst, »ertappt« zu werden. In der Schule kann es zu Hänseleien kommen, auch das Selbstwertgefühl leidet massiv. Eine frühzeitige, offene Kommunikation sowie das klare Signal der Eltern, dass das Kind nicht schuld ist, sind entscheidend. Unterstützung durch einfühlsame Pädagogen, die Einbindung von Schulsozialarbeit und gegebenenfalls auch Psychotherapie können hier stabilisierend wirken. Denn die gute Nachricht ist, dass sich in den meisten Fällen eine gezielte, liebevolle und interdisziplinäre Begleitung finden lässt.

Grundsätzlich unterscheidet man zwischen diesen Formen:

- Organische Stuhlinkontinenz, zum Beispiel infolge von Fehlbildungen wie Analatresie, neuromuskulären Erkrankungen oder nach operativen Eingriffen.
- Funktionelle Stuhlinkontinenz, bei der keine organische Ursache nachweisbar ist.
- Überlaufinkontinenz (Enkopresis mit Obstipation), bei der chronische Verstopfung zum ständigen Nachschieben von flüssigem Stuhl führt, der unbemerkt entweicht.

Gerade Letzteres ist besonders häufig. Kinder halten den Stuhl aus Angst vor Schmerzen oder aus Unsicherheit in fremder Umgebung, wie zum Beispiel in Kita oder Schule, immer wieder zurück. Der Stuhl wird fester, der Enddarm weitet sich chronisch, das natürliche Stuhldranggefühl schwindet. Irgendwann »sickert« dann Stuhl an der verhärteten Masse vorbei, was von Eltern oft fälschlich als Durchfall gedeutet wird.

Die Ursachen sind meist auf verschiedene Faktoren zurückzuführen. Chronische Obstipation und ungünstiges Stuhlverhalten spielen eine zentrale Rolle. Zusätzlich können Stress und psychische Belastungen, wie etwa ein Schulwechsel oder Mobbing, negativ wirken. Ein Mangel an Bewegung sowie eine ballaststoffarme Ernährung begünstigen ebenfalls. Nicht zuletzt können auch unzureichende oder unangenehme Toilettensituationen, etwa die Angst vor fremden Toiletten, dazu führen, dass Kinder den Stuhlgang zurückhalten und Beschwerden sich dadurch verstärken. In seltenen Fällen spielen auch neurologische Störungen oder anatomische Fehlbildungen eine Rolle. Das ist aber wirklich die Ausnahme. Was ist zu tun?

Sowohl die Diagnostik als auch die Behandlung umfasst viele Aspekte und Faktoren. Neben einer sorgfältigen Anamnese und körperlichen Untersuchung ist oft auch eine Ultraschalluntersuchung oder eine Röntgendarstellung des Bauchs zum Nachweis von Stuhlmassen sinnvoll. In besonderen Fällen kommen die sogenannte anorektale Manometrie oder ein Magnetresonanztomogramm (MRT) zum Einsatz. Ein Ernährungstagebuch, das Ausscheidungsverhalten und die psychische Situation des Kindes helfen zusätzlich, ein umfassendes Bild zu gewinnen.

Die Behandlung zielt in erster Linie auf die Entlastung des Darms, die Wiederherstellung des Stuhldranggefühls und eine gesunde Toilettenroutine. Wichtig ist eine mehrwöchige initiale Entleerung des Enddarms, zum Beispiel mit Macrogol, gefolgt von einer Erhaltungsphase. Begleitend sollten Kinder psychologisch unterstützt werden, zum Beispiel durch verhaltenstherapeutische Maßnahmen oder eine spielerische Toilettentrainingsroutine. Auch die Eltern brauchen Anleitung und Entlastung. Einfühlsame Gespräche, enttabuisierende Informationen und manchmal auch Familientherapie helfen, aus der Eskalationsspirale herauszukommen.

Naturheilkundlich ergänzend kann eine Kombination aus Mikrobiomaufbau, zum Beispiel durch Probiotika wie *Bifidobacterium infantis,* sanften Bauchmassagen, gezielter Ernährung und individuell abgestimmten pflanzlichen Präparaten zur Regulation beitragen. Aus ganzheitlicher Sicht ist Stuhlinkontinenz immer auch ein Ausdruck von Dysregulation, sei es körperlich, emotional oder familiär. Ein Kind, das »nicht loslassen kann«, kann Unterstützung auf vielen Ebenen brauchen. Darum ist es sinnvoll, neben der medizinischen Diagnostik auch die familiäre Situation, das soziale Umfeld und mögliche Überforderungen zu beleuchten.

Denn Stuhlinkontinenz ist mehr als ein körperliches Problem. Sie kann tiefgreifende psychosoziale Folgen nach sich ziehen. Viele betroffene Kinder erleben Scham, Ausgrenzung oder sogar Mobbing. Studien zeigen, dass diese Kinder ein deutlich erhöhtes Risiko für ein geringes Selbstwertgefühl, Rückzugsverhalten und psychische Belastungen tragen.[74] Besonders problematisch ist, dass das Thema in vielen Familien tabuisiert wird, was die emotionale Verarbeitung zusätzlich erschwert. Umso wichtiger ist ein offener Umgang im familiären und schulischen Umfeld. Sensibilisierungsarbeit in Kitas und Schulen kann entscheidend dazu beitragen, Ausgrenzung zu vermeiden. Ein einfühlsamer Umgang mit dem Thema Stuhlgang ist essenziell, um Schamgefühle zu verringern und das Körperbewusstsein zu stärken. Kinder brauchen liebevolle Sicherheit und das Gefühl: »Ich bin okay, auch wenn mein Körper manchmal nicht so funktioniert wie gewünscht.« Ihr tut gut daran, das Thema weder zu tabuisieren noch zum Dauerbrenner zu machen. Hilfreich ist eine ruhige, sachliche Sprache, wie zum Beispiel: »Dein Bauch ist gerade ein bisschen aus dem Gleichgewicht. Das kriegen wir gemeinsam hin.« Es kann auch humorvoll mit Fantasienamen gearbeitet werden, wie »Bauchpost« oder »Kackmeisterschaft«. Vor allen Dingen aber sollte die Kommunikation positiv und wertfrei sein.

Es kommt auch darauf an, dass ihr als Eltern eure eigenen Gefühle reflektiert. Kommt bei euch Ekel oder Scham hoch, kann dies unbewusst auf das Kind übertragen werden. Offene Gespräche über Körperfunktionen, altersgerechte Erklärungen (gerne auch mit Büchern) und kleine Rituale, zum Beispiel ein gemeinsames Toilettenlied, fördern das Vertrauen und erleichtern langfristig die Regulation.

Wichtig ist: Kein Kind, auch nicht dein Kind, ist absichtlich inkontinent und jedes Kind verdient Verständnis, Geduld und liebevolle Unterstützung auf seinem Weg zur Kontinenz. Damit schaffen es die meisten Kinder langfristig, Kontinenz zu erlangen und gestärkt aus dieser Phase hervorzugehen.

Reizdarmsyndrom

Das Reizdarmsyndrom (RDS) ist nicht nur eine Erkrankung des Erwachsenenalters, auch Kinder können davon betroffen sein. In der ICD-11, dem zentralen Klassifikationssystem für Krankheiten für Ärztinnen und Ärzte, wird das kindliche RDS als funktionelle gastrointestinale Störung klassifiziert, typischerweise mit Symptomen wie wiederkehrenden Bauchschmerzen, Blähungen, Durchfällen oder Verstopfung, ohne dass eine organisch fassbare Ursache nachweisbar ist.

Schätzungen zufolge leiden etwa 5 bis 15 Prozent aller Kinder im Schulalter an funktionellen Bauchbeschwerden, die den Kriterien des Reizdarmsyndroms entsprechen.[75] Die Ursachen sind multifaktoriell und noch nicht vollständig verstanden. Um das Syndrom besser verstehen zu können, hat sich in der modernen Forschung das »biopsychosoziale Modell« etabliert, das die wechselseitige Wirkung zwischen Darm, Psyche, Immunfunktion, Mikrobiom und Umwelt berücksichtigt.

Ein zentraler Aspekt ist hier das Darm-Hirn-Mikrobiom-Netzwerk. Studien belegen, dass frühkindlicher Stress, etwa durch traumatische Geburtserlebnisse, Trennung im frühen Säuglingsalter, Schmerzen oder familiäre Belastung, die Entwicklung des Nervensystems des Darms und der Darmflora tiefgreifend beeinflussen kann.[76]

Ein ungünstig entwickeltes Mikrobiom ist bei Kindern mit RDS deutlich häufiger nachweisbar. Betroffene Kinder weisen eine reduzierte Diversität auf, insbesondere im Bereich von Bakterien, die kurzkettige Fettsäuren produzieren, wie *Faecalibacterium prausnitzii* oder *Bifidobacterium.*[77] Gleichzeitig wird bei vielen Kindern eine intestinale Hypersensitivität beschrieben. Der Darm reagiert übermäßig auf Dehnung, Gase oder bestimmte Nahrungsbestandteile.

Auch genetische Prädispositionen sowie eine unausgewogene Nährstoffversorgung von zum Beispiel Eisen, Zink, Vitamin D und Omega-3-Fettsäuren können eine Rolle spielen, entweder über die Schleimhautfunktion oder über neuroimmunologische Signalwege. Eine bedeutende Rolle spielt zudem die Ernährung: Eine hohe FODMAP-Belastung kann bei prädisponierten Kindern zu Beschwerden führen, und zwar auch ohne Vorliegen einer Allergie oder Intoleranz.

FALLBEISPIEL

Lina ist sechs Jahre alt und besucht die erste Klasse. Ihre Eltern berichten, dass sie seit einigen Monaten immer wieder »einfach so« Stuhl in der Unterhose hat. Anfangs dachten sie, es sei ein Versehen, vielleicht ein Zeichen von Unreife. Doch bald wurde deutlich: Lina hatte Angst vor dem Toilettengang, weil der Stuhlgang ihr manchmal Schmerzen bereitete. Aus Sorge, »verspottet« zu werden, ging sie in der Schule überhaupt nicht mehr auf die Toilette. Ein Teufelskreis begann. Der Stuhl wurde härter, das Gefühl für den Stuhldrang ging verloren, die Scham wurde größer. Erst durch eine Kombination aus schulmedizinischer Diagnostik, begleitender Mikrobiomtherapie, einem einfühlsamen Toilettentraining und kindgerechter psychologischer Unterstützung konnte Lina ihr Körpergefühl langsam wieder aufbauen. Heute hat sie alles im Griff und ist stolz auf sich. Die Mutter von Lina sagt: »Ich dachte wirklich, wir machen etwas falsch. Ich habe mich geschämt, wenn ich Linas Sachen vom Kindergarten abholen musste. Aber als wir endlich verstanden haben, dass sie Hilfe braucht, keine Strafe, und wie sehr sie darunter leidet, konnten wir gemeinsam neue Wege gehen. Heute sprechen wir ganz offen über ihren Bauch, und das hat auch unsere Beziehung vertieft.«

Neuere Studien[78] zeigen: Kinder mit Reizdarmsyndrom zeigen Veränderungen in der Schmerzverarbeitung des zentralen Nervensystems, wodurch viszerale Reize schneller als bedrohlich empfunden werden. Hinweise auf Entzündungen und eine erhöhte Durchlässigkeit der Darmschleimhaut *(leaky gut)* können die Reizweiterleitung verstärken. Das kindliche Reizdarmsyndrom entsteht durch das Zusammenspiel von biologischer Empfindlichkeit, frühen Prägungen und funktionellen Fehlregulationen – nicht durch eine einzelne Ursache.

FODMAP

FODMAPs (fermentierbare Oligo-, Di-, Monosaccharide und Polyole) sind kurzkettige Kohlenhydrate, die im Darm nur schlecht resorbiert und von Bakterien fermentiert werden, was zu Blähungen, Bauchschmerzen und Durchfall führen kann. Sie werden in verschiedene Gruppen unterteilt:

Oligosaccharide

- **Fruktane:** Weizen, Roggen, Zwiebeln, Knoblauch, Artischocken, Lauch
- **Galaktane:** Hülsenfrüchte wie Bohnen, Linsen, Kichererbsen

Disaccharide

- **Laktose:** Milch, Frischkäse, Joghurt (bei Laktoseintoleranz problematisch)

Monosaccharide

- **Fruktose (im Überschuss zu Glukose):** Honig, Äpfel, Birnen, Wassermelone, Mangos

Polyole (Zuckeralkohole)

- **Sorbit, Mannit, Xylit, Maltit:** zum Beispiel in Äpfeln, Birnen, Pfirsichen, Pflaumen, Blumenkohl, zuckerfreien Kaugummis

Die Therapie des Reizdarmsyndroms bei Kindern sollte immer individuell, interdisziplinär und ganzheitlich erfolgen. Ein zentraler Aspekt ist das Verständnis der Beschwerden. Eltern und Kind sollten lernen, dass die Beschwerden »echt« sind, auch wenn sie nicht mit einer organischen Erkrankung erklärt werden können. Die Behandlung beruht auf verschiedenen Säulen:

1. **Ernährungstherapie:** Die gezielte Reduktion von FODMAPs (Low-FODMAP-Diät) hat sich als wirksam erwiesen, insbesondere bei älteren Kindern und Jugendlichen. Rund 70 Prozent der Betroffenen zeigen durch eine strukturierte Low-FODMAP-Ernährung eine signifikante Besserung der Symptome. Wichtig ist dabei die Begleitung durch erfahrene Ernährungsfachkräfte, um Mangelernährungen zu vermeiden.
2. **Mikrobiom- und Probiotikatherapie:** Der Einsatz spezifischer Probiotika bei Kindern mit Reizdarmsyndrom, insbesondere *Lactobacillus rhamnosus GG, Bifidobacterium infantis* und *Saccharomyces boulardii,* ist erwiesenermaßen hilfreich. Sie verbessern nachweislich die Symptomlast, modulieren die Entzündung und fördern die Barrierefunktion des Darms.
3. **Psychosomatische und psychologische Begleitung:** Kognitive Verhaltenstherapie, Hypnotherapie sowie kindgerechte Achtsamkeits- und Entspannungsübungen haben sich als wirkungsvoll erwiesen, nicht nur zur Symptomlinderung, sondern auch zur Stärkung des Körpervertrauens. Gerade Kinder mit Reizdarm zeigen häufiger erhöhte Stresswerte im Alltag und profitieren von einem gezielten Stressmanagement.
4. **Alltagsstruktur und Lebensstil:** Ein regelmäßiger Tagesablauf mit ausreichend Bewegung, viel Schlaf, frischer Luft und strukturierter Ernährung ist essenziell. Manche Kinder profitieren auch von sanften naturheilkundlichen Begleittherapien, etwa mit Wärme, Bauchmassagen mit ätherischen Ölen, Akupressur oder individuell abgestimmter Pflanzenheilkunde mit zum Beispiel Kümmel, Kamille oder Melisse.

FALLBEISPIEL

Tim, neun Jahre, wurde mit wiederkehrenden Bauchschmerzen und Durchfällen vorgestellt. Organisch war alles unauffällig. Die Familie berichtete von einer sehr stressreichen Phase nach dem Umzug und Schulwechsel. Unter begleitender Mikrobiomanalyse, einer temporären FODMAP-Reduktion, einem Kinderhypnoseprogramm und der Umstellung auf eine probiotikareiche, pflanzenbetonte Ernährung verbesserten sich Tims Beschwerden deutlich.

Es ist wichtig, dass Kinder mit Reizdarmsyndrom ihren Körper als sensibel, nicht als fehlerhaft wahrnehmen. Eine gute Arzt-Eltern-Kind-Kommunikation und ein vertrauensvolles Bündnis fördern den Behandlungserfolg.

Chronisch-entzündliche Darmerkrankungen

Wenn der Darm zum Schlachtfeld wird, geht es nicht nur um Bauchschmerzen oder häufige Toilettengänge, sondern um eine tiefgreifende, chronische Entzündungsreaktion, die das Leben betroffener Kinder und Familien erheblich beeinflussen kann. Unter dem Begriff chronisch-entzündliche Darmerkrankungen (CED) fasst man vor allem zwei Krankheitsbilder zusammen: Morbus Crohn und Colitis ulcerosa. Beide Erkrankungen sind durch eine wiederkehrende oder dauerhafte Entzündung des Magen-Darm-Trakts gekennzeichnet und können bereits im Kindes- oder Jugendalter beginnen – mit teils dramatischen Auswirkungen auf Wachstum, Entwicklung und Lebensqualität.

Denn chronische Entzündungen im Darm betreffen nicht nur die Schleimhaut. Sie beeinflussen auch das enterische Nervensystem, die Barrierefunktion, den Hormonstoffwechsel und die Signalwege des Mikrobioms. Kinder mit CED zeigen nicht selten Begleiterkrankungen wie Gelenkentzündungen, Wachstumsverzögerungen, Eisenmangel, Vitamin-D-Mangel oder Hautveränderungen. Auch psychische Belastungen sind häufig. So gehören Angst, depressive Symptome und Schulvermeidung zum Alltag vieler betroffener Familien. In den letzten Jahrzehnten ist die Zahl der an CED erkrankten Kinder weltweit deutlich gestiegen. In Europa erkranken inzwischen etwa 5 von 100 000 Kindern jährlich an einer CED, wobei der Anteil derjenigen, bei denen die Erkrankung im Alter unter zehn Jahren auftritt, stetig zunimmt.[79] In Deutschland zeigen aktuelle Daten des CED-Registers CEDATA-GPGE, dass etwa 25 Prozent aller Neuerkrankungen vor dem 18. Lebensjahr auftreten.[80]

Aber warum erkranken Kinder an CED? Die genauen Ursachen sind bis heute nicht vollständig verstanden, doch die Forschung kennt inzwischen zahlreiche Einflussfaktoren, die zusammenwirken:

- **Genetische Prädisposition:** Mehr als 200 Genvarianten sind mit CED assoziiert, darunter Varianten des NOD2-Gens, das eine Schlüsselrolle in der bakteriellen Immunabwehr des Darms spielt.
- **Fehlgeleitetes Immunsystem:** Das Immunsystem reagiert übertrieben auf harmlose Bestandteile der Darmflora oder Nahrungsmittel, eine Art Autoimmunreaktion gegen die eigene Schleimhaut.

- **Dysbiose des Mikrobioms:** Kinder mit CED zeigen eine deutlich veränderte Zusammensetzung der Darmflora, unter anderem mit verminderter Präsenz entzündungshemmender Bakterien, zum Beispiel *Faecalibacterium prausnitzii,* und einem Übermaß potenziell proinflammatorischer Keime wie *Escherichia coli.*[81]
- **Umweltfaktoren:** Unausgewogene Ernährung mit hohem Zucker- und Fettkonsum oder auch Zusatzstoffen und Emulgatoren kann eine Rolle spielen. Antibiotikagebrauch in früher Kindheit, Kaiserschnittgeburt, Passivrauchen und mangelnder Kontakt zu Mikroben in der Umwelt scheinen das Erkrankungsrisiko zu erhöhen.[82] Frühkindliche Antibiotikagaben sind zum Beispiel mit einem bis zu doppelt so hohen Risiko für die spätere Entwicklung von Morbus Crohn oder Colitis ulcerosa assoziiert.

In Anbetracht der vielen Faktoren ist deswegen auch eine ganzheitliche Begleitung sinnvoll.

MORBUS CROHN IM KINDESALTER

Morbus Crohn ist eine chronisch-entzündliche Darmerkrankung, die im gesamten Magen-Darm-Trakt, von der Mundhöhle bis zum After, auftreten kann. Typischerweise sind jedoch der letzte Abschnitt des Dünndarms (terminales Ileum) und der Beginn des Dickdarms betroffen. Anders als bei Colitis ulcerosa, die auf den Dickdarm begrenzt bleibt, treten bei Morbus Crohn Entzündungen in allen Wandschichten des Darms auf, was zu Fisteln, Abszessen, narbigen Stenosen und langfristigen Komplikationen führen kann. Der Darm wird zur Großbaustelle.

Häufigkeit, Ursachen, Symptome

Morbus Crohn kann in jedem Alter auftreten, jedoch beginnt die Erkrankung bei etwa 25 bis 30 Prozent der Patienten bereits im Kindes- oder Jugendalter. Daten aus Europa zeigen, dass pro Jahr etwa 3 bis 5 von 100 000 Kindern neu an Morbus Crohn erkranken.[83] Die Inzidenz steigt seit Jahren kontinuierlich. Es zeigt sich ein Trend, der eng mit westlichen Lebensstilfaktoren korreliert.

Morbus Crohn ist eine multifaktorielle Erkrankung. Die Entstehung setzt eine genetische Anfälligkeit voraus, auf die Umwelt- und Lebensstilfaktoren treffen, und zwar oft sehr früh im Leben:

- **Genetische Varianten,** besonders auch im Bereich von Immunregulatoren, erhöhen das Risiko für eine fehlgeleitete Entzündungsantwort auf harmlose Reize im Darm.
- **Dysbiose des Mikrobioms:** Eine zentrale Rolle spielt das intestinale Mikrobiom. Kinder mit Morbus Crohn zeigen eine verminderte Diversität, weniger antiinflammatorische Bakterienarten wie *Faecalibacterium prausnitzii* und eine Zunahme potenziell pathogener Keime, sogenannte Proteobakterien, insbesondere *Escherichia coli.*[84]
- **Frühkindliche Prägung:** Frühe Antibiotikagabe, Kaiserschnittgeburt, das Fehlen des Stillens oder ein hohes Maß an Hygiene im Kleinkindalter können die Reifung des Immunsystems und des Mikrobioms nachhaltig beeinflussen.
- **Ernährung:** Eine westlich geprägte Ernährung mit viel Zucker, tierischem Fett, Emulgatoren, verarbeiteten Lebensmitteln und wenig Ballaststoffen fördert die Dysbiose und Durchlässigkeit der Darmbarriere.
- **Barrierestörung und *leaky gut*:** Die Schleimhaut des Darms ist durchlässiger, die Tight Junctions (Strukturen, die die Darmschleimhautzellen eng miteinander verbinden) sind geschädigt, das Immunsystem ist in ständiger Alarmbereitschaft. Das begünstigt eine chronisch-entgleiste Entzündungsreaktion.

Morbus Crohn beginnt oft schleichend. Bauchschmerzen, chronischer Durchfall, Appetitlosigkeit, Gedeihstörung, Müdigkeit oder schubweise Fieber sind typische, aber nicht immer eindeutige Anzeichen. Bei Kindern können sich auch Symptome außerhalb des Darms in den Vordergrund drängen. So sind Wachstumsverzögerungen, verzögerte Pubertät, Gelenkbeschwerden, Hautveränderungen, zum Beispiel das Erythema nodosum, Augenentzündungen oder Eisenmangelanämie mögliche erste Hinweise.

Ein gravierendes Problem ist, dass bei vielen Kinder die Diagnose erst spät gestellt wird. Laut Studien dauert es im Schnitt über neun Monate vom Symptombeginn bis zur gesicherten Diagnose. Das ist meist zu lang, um Störungen in Bezug auf Wachstum und Entwicklung zu vermeiden.

Die oft erst späte Diagnosestellung ist darin begründet, dass die Symptome in der frühen Phase oft unspezifisch sind und schleichend auftreten. Bauchschmerzen, wiederkehrender Durchfall und Müdigkeit sind Beschwerden, die gerade bei Kindern häufig auch auf andere, harmlosere Ursachen zurückgeführt werden können. Zudem variieren die Symptome stark in Art und Intensität, was eine klare Zuordnung erschwert. Durch diese anfangs unspezifischen Krankheitszeichen wird Morbus Crohn häufig als funktionelle Verdauungsstörung oder Nahrungsmittelunverträglichkeit fehlgedeutet.

Die Symptomatik kann episodisch verlaufen, was Betroffene und Ärztinnen und Ärzte dazu verleitet, abzuwarten oder symptomatisch zu behandeln, ohne eine gezielte Diagnostik einzuleiten.

Ein weiterer Faktor ist die relative Seltenheit dieser Erkrankung bei Kindern; deshalb denken Ärztinnen und Ärzte bei den Beschwerden oft zuerst an eine andere häufigere Magen-Darm-Erkrankung. Dadurch kommt es zu Verzögerungen bei der Überweisung zu spezialisierten Fachärztinnen und Fachärzten und zur Durchführung spezifischer Untersuchungen, wie einer Darmspiegelung (Koloskopie) mit Biopsie.

Die Folge ist dann eben eine durchschnittliche Diagnosedauer von über neun Monaten, was in dieser kritischen Wachstumsphase bedeutsame Auswirkungen auf die körperliche und geistige Entwicklung haben kann. Unbehandelt führen die anhaltenden Entzündungen zu Wachstumsverzögerungen, Mangelernährung und dauerhaften Organveränderungen.

Eine frühzeitige Diagnosestellung ist deshalb essenziell, um die Therapie rechtzeitig einzuleiten, das Wachstum und die Lebensqualität der betroffenen Kinder zu schützen und Komplikationen zu vermeiden.

Ganzheitliche und moderne Therapieansätze bei Morbus Crohn

Die Behandlung des Morbus Crohn im Kindesalter zielt auf Remission, also das Zurückdrängen der Entzündung ab, und darauf, Wachstum und Lebensqualität zu sichern. Dabei gilt es, die Therapie individuell und altersgerecht zu gestalten, mit einer langfristigen Begleitung.

Ernährung als Therapie: Bei leichtem bis mittelschwerem Morbus Crohn im Kindesalter ist die exklusive enterale Ernährung (EEN) eine etablierte Ersttherapie mit Erfolg. Sechs bis acht Wochen lang nehmen die Kinder ausschließlich eine spezielle, vollbilanzierte Trinknahrung zu sich. Studien zeigen, dass EEN ebenso wirksam sein kann wie Cortison, aber ohne dessen Nebenwirkungen.[85]

In der Erhaltungstherapie werden dann zunehmend ballaststoffreiche, mikrobiomfreundliche Diäten eingesetzt, etwa die Crohn Disease Exclusion Diet (CDED), die prozessierte Lebensmittel, Emulgatoren und bestimmte Kohlenhydrate vermeidet.

Schulmedizinische Therapien: Zur Akutbehandlung und Remissionserhaltung bei Morbus Crohn stehen verschiedene Medikamentengruppen zur Verfügung, deren Einsatz individuell an den Krankheitsverlauf und die Bedürfnisse des Kindes angepasst wird. Zu den am häufigsten verwendeten Medikamenten zählen Corticosteroide wie Budesonid. Diese wirken entzündungshemmend und helfen vor allem in der akuten Krankheitsphase, die Entzündung im Darm schnell zu reduzieren. Aufgrund ihrer Wirkweise und Nebenwirkungen werden sie meist nur kurzfristig eingesetzt.

Für die langfristige Erhaltung der Remission kommen Immunmodulatoren wie Azathioprin oder Methotrexat zum Einsatz. Diese Medikamente unterdrücken gezielt das Immunsystem, um die Entzündungsreaktionen im Darm zu kontrollieren und Rückfälle zu verhindern.

In den letzten Jahren haben sogenannte Biologika, insbesondere Anti-TNF-α-Antikörper wie Infliximab oder Adalimumab, eine zentrale Rolle in der Therapie von Morbus Crohn eingenommen. Diese zielgerichteten Antikörper blockieren spezifische Entzündungsfaktoren und ermöglichen eine effektivere Kontrolle der Erkrankung, vor allem bei mittelschweren bis schweren Verläufen.

Für Patientinnen und Patienten mit therapierefraktären Verläufen, bei denen herkömmliche Therapien nicht ausreichend wirken, stehen zudem neuere Substanzen wie Vedolizumab oder Ustekinumab zur Verfügung. Diese Medikamente greifen an unterschiedlichen Stellen des Immunsystems an und bieten zusätzliche Behandlungsoptionen.

Ein zunehmend wichtiger Trend in der Therapie ist der personalisierte Ansatz. Durch Analysen des individuellen Mikrobioms sowie genetischer Marker könnten künftig die effektivsten Medikamente für jede Patientin und jeden Patienten besser vorhergesagt und gezielter eingesetzt werden. Dies verspricht eine noch individuellere und wirksamere Behandlung bei weniger Nebenwirkungen.

Ganzheitliche Begleittherapien umfassen folgende Maßnahmen:

- **Mikrobiomtherapie:** Probiotika spielen bei Morbus Crohn derzeit eine untergeordnete Rolle, da die Evidenz uneinheitlich ist, wenngleich ein Versuch je nach Lage in Betracht gezogen werden kann. Interessanter ist die Präbiotikatherapie, also die gezielte Förderung bestimmter Bakterien durch pflanzliche Substrate, zum Beispiel resistente Stärke oder Pektin. In Einzelfällen wird auch über Erfolge mit fäkaler Mikrobiota-Transplantation (FMT, Stuhltransplantation von einer gesunden auf eine erkrankte Person) berichtet, allerdings nur im Rahmen von Studien. Das Problem hierbei ist, dass das Mikrobiom so vielseitig ist und wir bis heute nicht gänzlich wissen, welche Bakterien »gut« oder »böse« sind und somit durch einen Stuhltransfer möglicherweise andere Krankheiten übertragen oder ausgelöst werden oder andere negative Konsequenzen für die Empfängerin oder den Empfänger drohen.

- **Phytotherapie und Komplementärmedizin:** Präparate mit Kurkuma (Curcumin), Weihrauch *(Boswellia serrata)*, Omega-3-Fettsäuren oder *Artemisia annua* zeigen in ersten Studien entzündungshemmende Potenziale. Sie können als additive Therapieoption in Rücksprache mit Fachpersonen erwogen werden.
- **Psychologische Begleitung:** Aufgrund der hohen Krankheitslast, häufigen Krankenhausaufenthalte und sozialen Einschränkungen ist eine kindgerechte psychosoziale Unterstützung essenziell, auch für Geschwister und Eltern. Achtsamkeitstraining, kinderfreundliche Psychoedukation und ein vertrauensvoller Umgang mit dem eigenen Körper stärken die Resilienz.

FALLBEISPIEL

Jonas, elf Jahre, kam mit seit Monaten bestehenden Bauchschmerzen, Müdigkeit und auffallendem Wachstumsrückstand in die Praxis. Die Familie hatte bereits zahlreiche Arztbesuche hinter sich. Erst durch eine gezielte Labordiagnostik (Calprotectin, CRP), MRT-Enterografie und Darmspiegelung konnte die Diagnose Morbus Crohn gestellt werden. Nach erfolgreicher enteraler Ernährungstherapie und anschließender Erhaltung mit Biologika in Kombination mit CDED stabilisierte sich sein Zustand. Eine begleitende psychosoziale Betreuung half Jonas, das Vertrauen in seinen Körper wieder aufzubauen.

Langfristiger Therapieerfolg bei kindlichem Morbus Crohn erfordert neben Entzündungskontrolle auch Krankheitsverständnis, Adhärenz und emotionale Stabilität. Als Ärztin erlebe ich, dass Kinder besser mit der chronischen Erkrankung umgehen, wenn sie altersgerecht einbezogen werden und ihre Symptome ernst genommen werden; als Mutter weiß ich, wie sehr dies das Sicherheitsgefühl der ganzen Familie stärkt.

COLITIS ULCEROSA IM KINDESALTER

Colitis ulcerosa ist, neben Morbus Crohn, die zweite große Form der chronisch-entzündlichen Darmerkrankungen (CED). Im Gegensatz zu Morbus Crohn, der alle Abschnitte des Verdauungstrakts betreffen kann, ist die Entzündung bei der Colitis ulcerosa auf die Schleimhaut des Dickdarms beschränkt, meist beginnend im Rektum und sich kontinuierlich proximal ausbreitend. Typisch sind blutig-schleimige Durchfälle, krampfartige Bauchschmerzen, Tenesmen, also schmerzhafter Stuhldrang, und oft ein deutlich beeinträchtigtes Allgemeinbefinden.

Häufigkeit, Ursachen und Symptome

Colitis ulcerosa ist seltener als Morbus Crohn, tritt aber auch bereits im Kindesalter auf. Etwa 10 bis 15 Prozent aller Betroffenen mit Colitis ulcerosa erkranken vor dem 18. Lebensjahr, häufig mit besonders ausgeprägten Symptomen. Die Inzidenz liegt bei etwa 1 bis 3 pro 100 000 Kinder jährlich.[86]

Auch bei der Colitis ulcerosa handelt es sich um eine multifaktorielle Erkrankung mit genetischer Disposition, gestörter Immunregulation und Einflüssen des Mikrobioms:

- **Genetische Faktoren** erhöhen das Erkrankungsrisiko. Familiäre Häufungen sind häufig – bis zu 20 Prozent der Betroffenen haben Verwandte ersten Grades mit CED.
- **Mukosaimmunität:** Die Schleimhautbarriere im Dickdarm ist bei betroffenen Kindern gestört. Weniger Mucine (wichtige Bestandteile der Schleimschicht), eine veränderte Zusammensetzung der Schleimschicht und eine überschießende Immunantwort auf mikrobielle Reize tragen zur Entzündung bei.
- **Mikrobiom:** Auch hier zeigt sich eine signifikante Dysbiose mit einem Rückgang kommensaler Bakterien wie *Akkermansia muciniphila* und *Roseburia spp.*, die zur Schleimhautgesundheit beitragen. Gleichzeitig nehmen proinflammatorische Bakterien wie bestimmte Proteobakterien zu.[87]
- **Frühkindliche Einflüsse:** Frühgeburt, Antibiotikatherapien im ersten Lebensjahr, Kaiserschnitt, fehlendes Stillen und hoher Hygienestatus gelten auch hier als relevante Risikofaktoren.
- **Ernährung:** Zwar ist der Zusammenhang zwischen Ernährung und Colitis ulcerosa weniger gut belegt als bei Morbus Crohn, jedoch zeigen Studien, dass eine ballaststoffarme, hochverarbeitete Kost mit Emulgatoren, tierischen Fetten und Zucker das Risiko erhöht – vermutlich durch Störung der Schleimbarriere und proinflammatorische Mikrobiomveränderungen.

Die häufigsten Symptome der Colitis ulcerosa bei Kindern umfassen blutig-schleimigen Durchfall, der mehrfach täglich auftritt. Begleitend dazu leiden viele Kinder unter schmerzhaftem Stuhldrang, den sogenannten Tenesmen, die oft auch nachts vorkommen. Typisch sind außerdem Bauchschmerzen, meist im linken Unterbauch lokalisiert. Weitere Beschwerden sind Fatigue sowie Appetitmangel. Im Verlauf können zudem Gedeihstörungen oder Wachstumsverzögerungen auftreten. Häufig finden sich auch Anämien sowie Mängel an Vitaminen und Nährstoffen, die auf die chronisch-entzündliche Darmerkrankung zurückzuführen sind.

Ein besonderes Merkmal im Kindesalter es, dass der Verlauf oft ausgeprägter und extensiver als bei Erwachsenen ist, denn bei vielen Kindern ist der gesamte Dickdarm betroffen, die sogenannte Pankolitis. Es kann zu akuten Schüben, aber auch zu chronisch-persistierenden Verläufen kommen. Seltene, aber gefährliche Komplikationen wie das toxische Megakolon müssen rasch erkannt und behandelt werden.

Therapeutische Ansätze

Die Therapie der Colitis ulcerosa zielt auf eine effektive Entzündungskontrolle, die Vermeidung von Komplikationen und den Erhalt der Lebensqualität. Im Kindesalter sind insbesondere Wachstum, Ernährung und psychosoziale Begleitung entscheidend.

Medikamentöse Therapie: Die Basistherapie bei Colitis ulcerosa umfasst vor allem entzündungshemmende Medikamente, die je nach Schweregrad und Verlauf individuell eingesetzt werden. Zu den wichtigsten Wirkstoffen gehören die 5-Aminosalicylate (5-ASA), wie Mesalazin, die sowohl oral als auch rektal verabreicht werden können. Diese Medikamente wirken gezielt auf die entzündeten Bereiche des Darms und helfen, die Entzündung zu kontrollieren und Schübe zu verhindern.

In akuten Krankheitsphasen kommen Corticosteroide zum Einsatz, entweder systemisch oder lokal, um schnell eine entzündungshemmende Wirkung zu erzielen. Aufgrund ihrer Nebenwirkungen sind sie jedoch vor allem für kurzfristige Therapien vorgesehen.

Für die langfristige Behandlung und zur Vermeidung von Rückfällen werden Immunsuppressiva wie Azathioprin oder 6-Mercaptopurin eingesetzt. Diese wirken durch eine gezielte Unterdrückung des Immunsystems und helfen dabei, die Entzündung dauerhaft in Schach zu halten.

Bei schweren Verläufen oder einer regelmäßigen Verschlechterung der Symptome, sobald Corticosteroide abgesetzt werden (steroidabhängige Verläufe) gewinnen Biologika, etwa Infliximab oder Adalimumab, zunehmend an Bedeutung. Diese zielgerichteten Antikörper greifen spezifische Entzündungsfaktoren an und ermöglichen eine effektivere Kontrolle der Erkrankung.

Darüber hinaus kommen mittlerweile auch neuere Substanzen wie Vedolizumab sowie Ustekinumab, ein weiterer Antikörper, zunehmend im Kindesalter zum Einsatz und erweitern die Therapiemöglichkeiten.

Wichtig ist, dass die Therapieentscheidungen interdisziplinär getroffen werden, idealerweise in spezialisierten pädiatrischen CED-Zentren, um eine bestmögliche individuelle Betreuung und Behandlung sicherzustellen.

Ernährung: Obwohl bei Colitis ulcerosa keine spezifische Eliminationsdiät etabliert ist, zeigen Studien, dass bestimmte Ernährungsmuster einen positiven Einfluss auf den Krankheitsverlauf haben können. Besonders eine ballaststoffreiche, pflanzenbasierte Ernährung wird empfohlen, da sie die Produktion kurzkettiger Fettsäuren wie Butyrat fördert. Diese wirken schützend auf die Schleimhaut und unterstützen die Regeneration der Darmschleimhaut. Gleichzeitig kann eine zucker- und emulgatorarme Kost dazu beitragen, Entzündungsauslöser im Darm zu reduzieren und somit die Symptome zu lindern. Darüber hinaus spielen Nährstoffe wie Omega-3-Fettsäuren, Zink, Vitamin D und Eisen eine wichtige Rolle, da sie das Immunsystem stärken und die Schleimhautheilung fördern. Eine individuelle Ernährungsberatung sowie regelmäßige Laborkontrollen sind besonders wichtig, vor allem bei Kindern mit Wachstumsverzögerungen oder Untergewicht, um Mangelzustände frühzeitig zu erkennen und gegenzusteuern.

Mikrobiom und Komplementärmedizin: Probiotika können insbesondere bei nur leicht ausgeprägter Colitis ulcerosa eine unterstützende Wirkung entfalten. So gibt es Hinweise darauf, dass der Stamm *Escherichia coli Nissle 1917* zur Remissionserhaltung beiträgt. Zudem zeigt die Forschung, dass Curcumin als Ergänzung zur 5-ASA-Therapie die Remission positiv beeinflussen kann.[88] Neben diesen Substanzen kommen traditionell auch pflanzliche Mittel wie Weihrauch, Aloe vera, Flohsamen, Melisse und Kamille zum Einsatz, die individuell ergänzend hilfreich sein können. Studien belegen zudem die Wirksamkeit von Myrrhe, Kaffeekohle und Kamille bei der Behandlung der Colitis ulcerosa, wobei der Einsatz stets sorgfältig und individuell abgestimmt erfolgen sollte.

Psychosoziale Begleitung: Kinder mit Colitis ulcerosa erleben ihre Erkrankung häufig als fremdbestimmt, schambesetzt und einschränkend. Deshalb sind eine offene Kommunikation und altersgerechte Aufklärung essenziell, um den Umgang mit der Krankheit zu erleichtern. Eine enge psychologische Begleitung, idealerweise auch im Schulumfeld, unterstützt die Kinder dabei, mit den Herausforderungen besser umzugehen. Ergänzend können Maßnahmen wie Achtsamkeitstraining und Entspannungstechniken helfen, Stress zu reduzieren. Spezifische Kindergruppen für chronisch entzündliche Darmerkrankungen (CED) oder Rehabilitationsmaßnahmen bieten zudem wertvolle soziale Unterstützung. Wichtig ist auch die Förderung des Körpergefühls und des Selbstvertrauens, um den betroffenen Kindern mehr Kontrolle und Lebensqualität zu ermöglichen.

FALLBEISPIELE

Sophie, 13 Jahre, kam mit chronischem Durchfall, Bauchschmerzen und großer Erschöpfung in die Praxis. Ihre schulischen Leistungen litten, sie zog sich zunehmend zurück. Die Eltern waren zunächst ratlos, vermuteten psychosomatische Ursachen. Die Diagnose einer Colitis ulcerosa wurde durch eine Koloskopie gesichert. Sophie wurde zunächst mit Mesalazin behandelt, später kam ein Biologikum hinzu. Parallel begann sie mit Yoga und einem regelmäßigen Tagebuch über Ernährung, Befinden und Stuhlgang. Heute sagt sie: »Ich habe gelernt, besser auf meinen Bauch zu hören. Die Krankheit ist nicht weg, aber ich fühle mich wieder mehr wie ich selbst.«

Leider kann ich auch aus eigener Erfahrung berichten. Mein Mann ist seit seinem 20. Lebensjahr an Colitis ulcerosa erkrankt. Jahrelang hatte er starke Probleme und im Endeffekt dauerhaft blutige Durchfälle. Gemeinsam haben wir dann die Ernährung umgestellt (wenig Zucker, keine Süßstoffe, frische Lebensmittel verarbeiten, mehr Obst und Gemüse, wenig Weizen und so weiter), einen Darmaufbau gemacht und als Ergänzung Curcumin, Weihrauch und Kamille-Myrrhe-Kaffeekohle hinzugenommen. Und siehe da: Er hat seitdem keinen Schub mehr gehabt.

Bei Colitis ulcerosa sind gleichsam Therapie und Krankheitsverständnis wichtig, damit Rückfälle früh erkannt und behandelt werden können.

PSYCHOSOMATISCHE BAUCHSCHMERZEN

Psychische und emotionale Faktoren spielen bei vielen Kindern eine bedeutende Rolle, wenn es um wiederkehrende Bauchschmerzen geht. Oftmals verbirgt sich hinter den Beschwerden keine organische Erkrankung, sondern ein sogenannter psychosomatischer Bauchschmerz. Diese Beschwerden entstehen durch die enge Verbindung zwischen Gehirn und Darm, die als Darm-Hirn-Achse bezeichnet wird. Stress, Ängste, familiäre Konflikte oder schulische Belastungen können die Wahrnehmung von Schmerzen verstärken oder den Schmerz sogar auslösen. Das frühzeitige Erkennen dieser Zusammenhänge ist entscheidend, um geeignete Behandlungsmöglichkeiten zu finden und die Beschwerden langfristig zu lindern. Dabei hilft eine ganzheitliche Betrachtung, die körperliche, seelische und soziale Aspekte berücksichtigt.

Funktionelle Bauchschmerzen im Kindesalter

Eine andere Überschrift hätte hier auch sein können: Wenn der Bauch ohne »sichtbaren« Grund schmerzt. Funktionelle Bauchschmerzen gehören zu den häufigsten chronischen Schmerzsyndromen im Kindes- und Jugendalter. Etwa jedes zehnte Kind leidet zeitweise oder wiederholt daran, ohne dass sich eine strukturelle oder biochemisch fassbare Ursache im Magen-Darm-Trakt nachweisen lässt. Für betroffene Familien ist das oft frustrierend, denn die Beschwerden sind real, beeinträchtigen das Leben und dennoch bleibt die Diagnose vage.

Die moderne Medizin versteht funktionelle Bauchschmerzen heute jedoch nicht mehr als »eingebildet« oder »psychisch«, sondern als das Ergebnis eines komplexen Wechselspiels zwischen Darm, Nervensystem, Psyche und Umwelt: ein biopsychosoziales Phänomen. Funktionelle Bauchschmerzen werden manchmal auch psychosomatische Bauchschmerzen genannt.

Die Klassifikation erfolgt nach den sogenannten ROM-IV-Kriterien. Funktionelle Bauchschmerzen sind durch folgende Merkmale gekennzeichnet:

- Wiederkehrende oder chronische Bauchschmerzen mindestens einmal pro Woche über zwei Monate
- Keine strukturellen, entzündlichen oder metabolischen Ursachen nachweisbar
- Beeinträchtigung im Alltag zum Beispiel mit Schulvermeidung, Schlafstörungen oder sozialem Rückzug

Die wichtigsten Unterformen psychosomatischer Bauchschmerzen im Kindesalter umfassen verschiedene Diagnosen mit spezifischen Symptomen. Dazu gehören die funktionelle Dyspepsie, die sich vor allem durch Oberbauchschmerzen und ein frühes Sättigungsgefühl äußert, sowie der Reizmagen, der sich durch funktionelle Beschwerden nach dem Essen bemerkbar macht. Ein weiteres häufiges Krankheitsbild ist das Reizdarmsyndrom, das in einem eigenen Kapitel ausführlich behandelt wird (siehe Seite 84). Hinzu kommt der funktionelle abdominelle Schmerz, der nicht näher bezeichnet wird, aber ebenso häufig vorkommt. Schließlich gibt es die abdominelle Migräne, eine eher seltene, jedoch oft übersehene Form psychosomatischer Bauchschmerzen bei Kindern.

URSACHEN UND ENTSTEHUNG

Funktionelle Bauchschmerzen bei Kindern werden von verschiedenen Faktoren beeinflusst, die oft miteinander verknüpft sind. Ein zentraler Mechanismus ist die Darm-Hirn-Achse und die damit verbundene viszerale Hypersensitivität (Überempfindlichkeit innerer Organe). Kinder mit funktionellen Bauchschmerzen reagieren besonders empfindlich auf normale Reize im Bauchraum, wie Dehnung, Bewegung oder Gärprozesse im Darm, die für sie schmerzhaft wahrgenommen werden. Diese erhöhte Schmerzempfindlichkeit entsteht durch eine veränderte neuronale Verarbeitung von Reizen im enterischen (zum Darm gehörenden) sowie im zentralen Nervensystem.

Darüber hinaus spielt die frühkindliche Prägung eine wichtige Rolle, also auch belastende Erfahrungen in der frühen Kindheit. Dazu zählen schwierige Geburtserlebnisse, frühe Trennungen, Kaiserschnittgeburt, fehlendes Stillen oder Krankenhausaufenthalte – solche Erfahrungen können das vegetative Nervensystem nachhaltig dysregulieren. Kinder mit funktionellen Bauchschmerzen haben überdurchschnittlich häufig solche belastenden körperlichen, emotionalen oder psychosozialen Erfahrungen in ihrer Vorgeschichte.

Auch das Mikrobiom und die Ernährung sind entscheidend. Häufig lässt sich bei betroffenen Kindern eine veränderte Darmflora mit reduzierter bakterieller Vielfalt, verminderter Produktion kurzkettiger Fettsäuren und einem Anstieg entzündungsfördernder Mikroorganismen beobachten. Gleichzeitig hat die Ernährung eine doppelte Funktion: Sie kann sowohl als Auslöser fungieren als auch regulierend wirken. Hochverarbeitete Lebensmittel, Zucker, Emulgatoren und bestimmte Ballaststoffe können die funktionellen Beschwerden verstärken.

Nicht zuletzt sind emotionale und psychosoziale Faktoren von Bedeutung. Ängste, familiärer Druck, Schulstress, Perfektionismus und soziale Belastungen wirken häufig als Co-Faktoren. Dabei geht es nicht um Schuldzuweisungen, sondern um ein tieferes Verständnis der Zusammenhänge. Die Psyche beeinflusst den Bauch über Stresshormone, Nervensignale und Entzündungsmediatoren. Dieser Effekt ist bei Kindern besonders stark ausgeprägt.

WIE ERKENNEN WIR FUNKTIONELLE BAUCHSCHMERZEN?

Wenn »organisch« alles in Ordnung ist, scheint es ja schwierig, das zu erkennen. Primär ist eine gründliche Anamnese entscheidend, um funktionelle Bauchschmerzen bei Kindern richtig einzuschätzen. Dabei sollte besonderes Augenmerk auf die Schmerzbeschreibung gelegt werden, also auf die genaue Lokalisation, die Dauer der Beschwerden und mögliche Auslöser. Ebenso wichtig ist die Abklärung der Frage, ob ein Zusammenhang mit dem Essen, dem Stuhlgang oder Stress besteht. Auch das Schulverhalten, familiäre Veränderungen und psychosoziale Belastungen sollten sorgfältig erfasst werden.

Wichtig ist zudem der Ausschluss von sogenannten Red Flags wie ungewolltem Gewichtsverlust, Fieber, Blut im Stuhl oder nächtlichen Schmerzen, die auf ernsthaftere Erkrankungen hinweisen könnten. In diesem Zusammenhang kann ein Stuhltagebuch hilfreich sein, um Muster zu erkennen.

Ergänzende Untersuchungen wie Laborwerte, Ultraschall oder gegebenenfalls Stuhldiagnostik sind oft sinnvoll, um andere Ursachen auszuschließen. Dennoch gilt: Weniger ist oft mehr. Kinder benötigen nicht unzählige Diagnostikmaßnahmen, sondern vor allem Zuwendung, eine verständliche Erklärung ihrer Beschwerden und einen klaren Behandlungsplan.

GANZHEITLICHES MANAGEMENT FUNKTIONELLER BAUCHSCHMERZEN

Die gute Nachricht ist: Auch ohne »organische« Diagnose lassen sich funktionelle Bauchschmerzen wirksam lindern, und zwar durch eine Kombination aus Wissen, Empathie und gezielter Unterstützung.

Aufklärung und Validierung

Eltern und Kind müssen verstehen: Die Schmerzen sind real, auch wenn sie keine organische Ursache haben. Schon das senkt die Symptomlast deutlich. Ein einfaches Modell der Darm-Hirn-Achse, wie zum Beispiel »Dein Bauch ist ein empfindsamer Fühler für den Kopf« kann helfen, das Geschehen kindgerecht zu erklären.

Ernährung sanft anpassen

Eine sanfte Anpassung der Ernährung kann bei funktionellen Bauchschmerzen unterstützend wirken. Empfehlenswert ist eine reizarme, ballaststoffreiche und naturbelassene Kost, die den Darm schont und gleichzeitig die Verdauung fördert. Stark verarbeitete Produkte und künstliche Zusatzstoffe sollten gemieden werden, da sie Beschwerden verstärken können. Wichtig ist zudem, individuelle Unverträglichkeiten wie Fruktose- oder Laktoseintoleranzen zu beobachten und gegebenenfalls auszuschließen.

In akuten Schmerzphasen können wärmende und leicht verdauliche Speisen helfen, die Beschwerden zu lindern. Optional kann unter fachkundiger Anleitung eine kurzfristige Reduktion von FODMAPs (siehe Seite 86) sinnvoll sein, um Reizungen im Darm zu minimieren. Ebenso kann eine probiotikareiche Ernährung, beispielsweise mit fermentierten Lebensmitteln oder Präbiotika, zur Stabilisierung der Darmflora beitragen und die Symptomatik verbessern.

Stressbewältigung

Stressbewältigung und Körperarbeit spielen eine wichtige Rolle bei der Behandlung funktioneller Bauchschmerzen, insbesondere bei sensiblen Kindern. Methoden wie Achtsamkeitstraining, spezielle Entspannungsübungen für Kinder, Yoga sowie kreative Ansätze wie Maltherapie, Kinderhypnose oder imaginative Verfahren helfen, Stress abzubauen und das Körperbewusstsein zu stärken. Übungen zur Bauchatmung und Körperwahrnehmung unterstützen die Kinder zusätzlich dabei, ihre Schmerzen besser wahrzunehmen und zu regulieren. Das ist oft sogar effektiver als medikamentöse Behandlungen.

Darüber hinaus ist die Stärkung der Resilienz entscheidend: Kinder sollen ihre Selbstwirksamkeit erfahren und das Gefühl entwickeln, aktiv gegen ihre Schmerzen vorgehen zu können. Kleine Erfolgserlebnisse, dokumentiert etwa in Schmerztagebüchern mit Smileys, fördern das positive Erleben und sie motivieren. Ein stabiler Alltag mit ausreichend Schlaf, regelmäßiger Bewegung und festen Ritualen schafft zudem ein unterstützendes Umfeld, das die Belastbarkeit erhöht und die Symptomatik lindert.

Naturheilkundliche Unterstützung

Zur sanften Unterstützung bei Bauchbeschwerden können Bauchmassagen mit ätherischen Ölen wie Kümmelöl, Lavendel oder Melisse wohltuend wirken. Pflanzliche Heilmittel wie Kamille, Fenchel, Passionsblume oder Johanniskraut kommen je nach Alter des Kindes und Begleitsymptomatik zum Einsatz, ebenso Heilerde, die beruhigend auf den Magen-Darm-Trakt wirken kann. Wärmeanwendungen, zum Beispiel mit Kirschkernsäckchen oder Leberwickeln, fördern die Entspannung der Muskulatur und lindern Schmerzen. Ergänzend können individuell abgestimmte homöopathische Mittel verwendet werden, wobei deren Anwendung stets verantwortungsvoll erfolgen sollte.

WAS IST JETZT WICHTIG?

Zusammenfassend erfordern funktionelle oder psychosomatische Bauchschmerzen bei ängstlichen Kindern also eine integrative Begleitung, die weder Bagatellisierung noch eine endlose Diagnostik beinhaltet. Die therapeutischen Ansätze umfassen verschiedene Ebenen. Psychotherapeutische Verfahren wie Verhaltenstherapie, spielerische Angstkonfrontation und ressourcenorientierte Methoden helfen, Ängste gezielt zu bearbeiten. Ergänzend zur psychischen Unterstützung ist die somatische Regulation wichtig. Hierzu zählen Entspannungsverfahren, kindgerechte Hypnose, Yoga und kreative Therapien wie Maltherapie. Bindungsarbeit spielt ebenfalls eine zentrale Rolle, beispielsweise durch Eltern-Kind-Interventionen, die eine »emotionale Nachnährung« für Kinder mit früher Trennungserfahrung ermöglichen. Schließlich ist es essenziell, den Alltag der Kinder zu entlasten, indem Schulstress reduziert, Leistungsdruck hinterfragt und emotionale Sicherheit vermittelt wird. Bei ängstlichen Kindern gehen wiederkehrende Bauchschmerzen oft mit einer veränderten Darm-Hirn-Achse und erhöhter Aktivierung stressassoziierter Hirnareale einher, was Symptome chronisch machen kann. Ein früher, integrativer Ansatz senkt nachweislich die Symptomlast und das Risiko anhaltender Schmerzen.[89] Diese Kinder brauchen keine weiteren Beweise für Krankheit, sondern verlässliche Begleitung, die Körper, Psyche und Beziehung stärkt.

FALLBEISPIELE

Jona, zehn Jahre, kam mit täglichen Bauchschmerzen ohne erkennbare Ursache in die Arztpraxis. Die Familie hatte bereits zahlreiche Arzttermine hinter sich, alles ohne Befund. Jona fehlte oft in der Schule, zog sich zurück und hatte Angst, nicht ernst genommen zu werden. Erst durch ein ganzheitliches Setting mit Ernährungsumstellung, gezielten Entspannungsübungen, kindgerechter Hypnotherapie und einem empathischen Gespräch über seine »Bauchgefühle« konnte er wieder Vertrauen in seinen Körper fassen. Nach drei Monaten ging er wieder regelmäßig zur Schule und sagte stolz: »Ich kann meinem Bauch helfen.« Elternstimme: »Wir dachten zuerst, er will uns nur ärgern oder die Schule schwänzen. Aber als wir verstanden haben, wie sensibel sein Bauch auf Stress reagiert, hat sich alles verändert. Heute haben wir Werkzeuge, und Jona hat das Gefühl, wieder selbst etwas tun zu können.«

Emma, sieben Jahre, hatte seit der Einschulung fast täglich Bauchweh besonders morgens. In der Schule klagte sie oft über Übelkeit, musste abgeholt werden, mied Geburtstagsfeiern. Die Eltern waren ratlos, denn medizinisch war nichts auffällig. Erst durch eine kinderpsychologische Diagnostik wurde deutlich: Emma hatte eine ausgeprägte Trennungsangst und war innerlich überfordert mit dem Schulalltag. Eine Kombination aus Verhaltenstherapie, Elterncoaching, Bauchhypnose und probiotischer Unterstützung brachte die Wende. Nach einigen Monaten ging Emma angstfrei in die Schule und ihre Bauchschmerzen verschwanden.

Kindliche Ängste und psychosomatische Bauchbeschwerden sind also nicht »eingebildet«, sondern Ausdruck eines Körpers, der unter Stress leidet und dies zeigt. Der Bauch wird zum Resonanzraum innerer Anspannung. Der Körper spricht über den Bauch. Eine umfassende Betrachtung der beschriebenen Zusammenhänge ist essenziell, um betroffenen Kindern empathisch und wirksam zu helfen. Und vor allen Dingen sollten die Kinder ernst genommen werden!

Aus ärztlicher und mütterlicher Sicht bedeutet das, kindliche Bauchschmerzen nicht als Störung, sondern als sinnvolles Warnsignal eines überforderten Regulationssystems zu verstehen, dem mit Verständnis, Schutz und gezielter Unterstützung begegnet werden muss.

ANGST UND DAS VERDAUUNGSSYSTEM

Wenn Emotionen besonders intensiv erlebt werden, schlagen sie häufig auch auf den Bauch. Redewendungen wie »Mir ist ganz schlecht vor Angst« oder »Ich habe ein flaues Gefühl im Bauch« sind dabei keine bloßen Metaphern, sondern spiegeln eine tief verankerte biologische Realität wider. Das Verdauungssystem und unsere Emotionen sind eng miteinander verbunden – besonders im sensiblen Kindesalter. Frühkindliche Erfahrungen können dabei nachhaltige Spuren im Darm hinterlassen und die körperliche wie emotionale Gesundheit langfristig beeinflussen. Angst und Stress wirken direkt auf das vegetative Nervensystem und können so funktionelle Beschwerden im Bauch auslösen oder verstärken.

Die sogenannte Darm-Hirn-Achse, auch bekannt als *gut-brain axis,* beschreibt die bidirektionale Verbindung zwischen dem zentralen Nervensystem (ZNS), dem enterischen Nervensystem (ENS, dem sogenannten »Darmnervensystem«), dem Immunsystem und dem Mikrobiom. Sie bildet einen fortwährenden Dialog, der nicht statisch ist, sondern als hochdynamischer Kommunikationsweg fungiert. Diese Verbindung erfolgt über verschiedene Kanäle: Nervenbahnen wie den Vagusnerv, den Sympathikus und das enterische Nervensystem, über Hormone und Neurotransmitter (Nervenbotenstoffe) wie Serotonin oder Dopamin, Cortisol und Substanz P sowie über Zytokine und Immunbotenstoffe. Auch Stoffwechselprodukte der Darmflora wie kurzkettige Fettsäuren oder Tryptophanmetaboliten spielen eine wichtige Rolle in diesem Austausch. Besonders bei Kindern, deren Darm-Hirn-Achse sich noch im Aufbau befindet, prägen Erfahrungen in dieser sensiblen Phase die Reifung dieses Systems nachhaltig, im positiven wie im negativen Sinne.

Stress und das Mikrobiom

Angst gehört zur normalen emotionalen Entwicklung. Doch wenn sie überhandnimmt oder chronisch wird, kann sie sich auf Körper und Gesundheit auswirken. Typische Angstformen im Kindesalter sind vielfältig und zeigen sich oft altersabhängig. Besonders häufig ist die Trennungsangst, die meist zwischen dem ersten und sechsten Lebensjahr auftritt. Darüber hinaus können Kinder generalisierte Ängste entwickeln, die sich beispielsweise in Sorgen um Familie, Schule oder Gesundheit äußern. Im Schulalter kommen häufig soziale Ängste hinzu, die den Umgang mit Gleichaltrigen erschweren. Spezifische Phobien, also intensive Ängste vor bestimmten Situationen oder Objekten, sind ebenfalls weit verbreitet. Nicht zuletzt kann sich Angst auch somatisieren, das heißt, sie äußert sich körperlich durch Symptome wie Bauchschmerzen oder Kopfweh, obwohl keine organische Ursache vorliegt.

Rund 10 bis 20 Prozent aller Kinder leiden im Verlauf ihrer Entwicklung an klinisch relevanten Angstsymptomen, viele davon mit körperlicher Ausdrucksform, vor allem Bauchschmerzen, Übelkeit, Appetitlosigkeit oder Durchfall.

Chronischer oder wiederkehrender Stress, ob emotional, sozial oder physisch, aktiviert die Hypothalamus-Hypophysen-Nebennierenrinden-Achse (HPA-Achse). Diese Verbindung führt zur Ausschüttung von Cortisol und anderen Stresshormonen, die vielfältige Auswirkungen auf den Magen-Darm-Trakt haben. So kann die Darmmotilität verändert werden, was sich entweder in einer verlangsamten oder beschleunigten Passagezeit äußert. Zudem erhöht sich häufig die Durchlässigkeit der Darmwand, ein Phänomen, das als *leaky gut* bezeichnet wird. Auch die Durchblutung der Darmschleimhaut kann sich verändern, was wiederum die Funktion und Gesundheit des Gewebes beeinflusst. Nicht zuletzt wirkt sich die Stressreaktion auf das Mikrobiom aus, das empfindlich auf hormonelle und immunologische Veränderungen reagiert. All diese Faktoren führen häufig zu einer verstärkten Schmerzempfindlichkeit im enterischen Nervensystem, wodurch Bauchschmerzen und andere Beschwerden entstehen können.

Diese Reaktionen sind physiologisch, aber bei Dauerstress dysregulierend. Besonders sensibel reagieren Kinder mit ohnehin instabiler vegetativer Regulation oder belastenden Erlebnissen in der frühen Kindheit. Denn die frühkindliche Prägung durch Geburt, Bindung und frühe Erfahrungen ist eng mit dem Bauchgefühl verbunden.

Geburtserfahrungen wie Kaiserschnitt, Geburtstrauma oder fehlender Hautkontakt sind wichtige Risikofaktoren, die zu einer verzögerten Besiedlung des Mikrobioms und einer erhöhten Stressreaktivität bei Kindern führen können.[90] Ebenso wirken sich frühe Trennungen, beispielsweise durch längere Krankenhausaufenthalte, Fremdbetreuung ohne sichere Bindung oder psychische Belastungen der Eltern, nachhaltig auf die Stressverarbeitung des Kindes aus. Die Qualität der Bindung spielt hierbei eine zentrale Rolle:

Eine sichere Bindung wirkt schützend und kann körperliche Stressreaktionen mildern. Dagegen sind unsichere oder ambivalente Bindungen häufiger mit funktionellen Bauchbeschwerden verbunden.

Das kindliche Mikrobiom ist weit mehr als nur ein Partner der Verdauung. Es fungiert als zentrales Trainingswerkzeug für das Immun- und Nervensystem, das zugleich als Stresssensor und Modulator wirkt. Studien zeigen, dass Dysbiosen, also mikrobielle Ungleichgewichte, eng mit Angststörungen und Bauchschmerzen in Verbindung stehen.[91] Bestimmte Bakterienarten, wie Bifidobakterien und Laktobazillen, sind in der Lage, Neurotransmitter (Nervenbotenstoffe) wie GABA sowie Vorstufen von Serotonin zu produzieren, die eine wichtige Rolle für das Nervensystem spielen. Darüber hinaus korreliert die Diversität des Mikrobioms besonders bei Kindern unter drei Jahren mit einer gesteigerten emotionalen Resilienz (sozusagen der emotionalen Widerstandskraft), was seine Bedeutung für die frühe Entwicklung und das Wohlbefinden unterstreicht.

Auf biologischer Ebene kann der gezielte Aufbau des Mikrobioms durch Probiotika, präbiotikareiche Ernährung und eine gezielte Mikrobiomdiagnostik bei funktionellen Bauchbeschwerden zur Stabilisierung beitragen.

Chronische Bauchschmerzen

Wenn das Bauchweh länger bestehen bleibt, fragen sich viele Eltern, wann es denn eigentlich »chronisch« ist. Von chronischen Bauchschmerzen spricht man bei Kindern in der Regel dann, wenn die Beschwerden länger als vier Wochen bestehen, in ihrer Intensität oder Häufigkeit den Alltag beeinträchtigen und keine eindeutige organische Ursache gefunden werden kann.

Diese Form der Bauchschmerzen zählt zu den häufigsten Beratungsanlässen in kinderärztlichen und psychotherapeutischen Praxen. Studien zufolge sind 10 bis 25 Prozent der Kinder weltweit davon betroffen.[92] Besonders häufig treten sie zwischen dem sechsten und zwölften Lebensjahr auf, also in einer Phase großer emotionaler, schulischer und sozialer Herausforderungen.

Die moderne Medizin versteht chronische Bauchschmerzen heute nicht mehr als rein körperliche oder rein psychische Störung. Vielmehr basiert das aktuelle Verständnis auf einem biopsychosozialen Modell, das die Wechselwirkung von körperlichen, psychischen, familiären und sozialen Faktoren betont.

Zentrale Einflussfaktoren bei chronischen Bauchschmerzen im Kindesalter sind vielfältig und greifen oft ineinander. Häufig zeigt sich eine vegetative Dysregulation, bei der das vegetative Nervensystem, insbesondere der Sympathikus, übererregbar ist. Der Sympathikus soll die »Fluchtreaktion« des Menschen bei Gefahr vermitteln, das heißt, der Organismus wird in Alarmbereitschaft versetzt. Dies führt zu einer verstärkten Darmmotilität, veränderter Schmerzverarbeitung und einer erhöhten Stressintoleranz. Gleichzeitig reagiert der Darm bei vielen betroffenen Kindern besonders empfindlich auf Dehnung, Gasbildung oder normale Verdauungsvorgänge. Man nennt dies auch eine intestinale Hypersensitivität, bei der der Schmerz trotz fehlender sichtbarer Entzündungen real empfunden wird.

Emotionale Faktoren wie Sorgen, Ängste, Trennungsstress, Schulprobleme oder familiäre Belastungen wirken über die sogenannte HPA-Achse direkt auf den Darm ein und verstärken so die Symptomatik, sodass das »Bauchgefühl« zu einem emotionalen Spiegel wird. Hinzu kommen oft eine Konditionierung und ein verstärkter Aufmerksamkeitsfokus. Die Kinder und ihr Umfeld lernen unbewusst, Beschwerden zu verstärken, etwa mit Gedanken wie »Wenn ich Bauchweh habe, muss ich nicht zur Schule« oder »Nur wenn ich über meinen Bauch klage, bekomme ich Aufmerksamkeit«. Schließlich spielen familiäre Dynamiken eine wichtige Rolle, denn Überfürsorglichkeit, Ängste der Eltern, psychische Erkrankungen im Umfeld oder problematische Kommunikationsmuster in der Familie können die Schmerzverarbeitung beeinflussen und eine Chronifizierung der Beschwerden begünstigen.

Neurobiologisch zeigen sich bei betroffenen Kindern Veränderungen in der Verarbeitung von Schmerzreizen im Gehirn, insbesondere in Bereichen wie der sogenannten Insula, dem anterioren cingulären Cortex und dem präfrontalen Cortex. Die Darm-Hirn-Achse spielt hierbei eine zentrale Rolle: Chronischer Stress beeinflusst die Zusammensetzung des Mikrobioms, fördert Entzündungsprozesse, erhöht die Durchlässigkeit der Darmwand *(leaky gut)* und verstärkt dadurch die Schmerzwahrnehmung. Mikrobiomanalysen bei betroffenen Kindern zeigen häufig eine verringerte mikrobielle Vielfalt sowie eine Verschiebung hin zu proentzündlichen Keimen auf Kosten protektiver Bakterien, ähnlich wie es auch beim Reizdarmsyndrom beobachtet wird (siehe Seite 84). Langzeitstudien belegen zudem, dass unbehandelte funktionelle Bauchschmerzen mit einem erhöhten Risiko für die Entwicklung psychischer Erkrankungen im Jugend- oder Erwachsenenalter einhergehen können.[93]

Die erfolgreiche Behandlung chronischer Bauchschmerzen erfordert ein fein abgestimmtes Zusammenspiel aus medizinischer Diagnostik, psychologischer Begleitung, pädagogischem Verständnis und elterlicher Unterstützung. Ziel ist nicht nur die Symptomfreiheit, sondern ein neues Körpervertrauen und psychische Stabilität.

Ein ganzheitlicher Ansatz bei chronischen Bauchschmerzen umfasst mehrere ineinandergreifende Bausteine. Zunächst steht die Aufklärung und Entstigmatisierung im Vordergrund. Das Kind – mithilfe einer altersgerechten Erklärung – und die Eltern müssen verstehen, dass der Schmerz nicht eingebildet ist, sondern das Ergebnis einer komplexen Wechselwirkung verschiedener Faktoren. Allein diese entlastende Botschaft kann oft schon der erste Schritt zur Besserung sein.

Darauf aufbauend ist eine pädiatrisch-psychosomatische Begleitung sinnvoll, etwa in Form von Verhaltenstherapie mit Fokus auf Reizverarbeitung, Stressreduktion und emotionaler Regulation. Ergänzend können kindgerechte Schmerzpsychotherapie, Hypnotherapie[94] und geführte Körperreisen nach Kohen und Olness[95], Biofeedback sowie Achtsamkeitstraining[96] wirksam sein.

Auch Mikrobiom und Ernährung verdienen Beachtung: Hier können gezielt ausgewählte Probiotika mit nachgewiesener Wirkung auf die Darm-Hirn-Achse, wie *Bifidobacterium infantis* oder *Lactobacillus reuteri,* hilfreich sein. Eine präbiotikareiche, ballaststoffreiche und überwiegend pflanzenbasierte Ernährung unterstützt zusätzlich die mikrobielle Vielfalt. Ausschlussdiäten sollten nur bei konkretem Verdacht durchgeführt werden, ein pauschaler Verzicht auf bestimmte Lebensmittel ist nicht zu empfehlen.

Wesentlich ist zudem eine stabile Alltagsstruktur mit regelmäßigem Tagesrhythmus. Leistungsdruck und Perfektionismus sollten reduziert und in enger Zusammenarbeit mit der Schule Lösungen für Schulvermeidung oder häufige Fehlzeiten entwickelt werden. Schließlich spielt auch das Elterncoaching eine zentrale Rolle: Eltern profitieren davon, eigene Ängste zu reflektieren, die Autonomie und Resilienz ihres Kindes zu fördern und dabei klare Grenzen, verlässliche Strukturen und eine liebevolle Präsenz zu bieten.

FALLBEISPIEL

Max, zehn Jahre, leidet seit einem Jahr unter täglichen Bauchschmerzen, vor allem morgens vor der Schule. Zahlreiche Untersuchungen blieben ohne Befund. Die Eltern berichten, dass Max ein sehr sensibler, ehrgeiziger Junge sei, der in der Schule keine Fehler machen wolle. Es zeigten sich eine ausgeprägte Trennungsangst und hohe Selbstansprüche. Unter psychotherapeutischer Begleitung, einem Entspannungstraining, Bauchhypnose, probiotischer Unterstützung und familiärem Coaching verbesserte sich Max' Befinden in wenigen Monaten deutlich.

Chronische Bauchschmerzen bei Kindern sind nie nur »im Kopf«, aber sie sind auch nicht nur im Bauch. Sie sind Ausdruck eines Kindes, das mit etwas ringt, das es (noch) nicht in Worte fassen kann. Eine einfühlsame, interdisziplinäre und biopsychosozial orientierte Begleitung kann diesen Kindern helfen, wieder Vertrauen in ihren Körper zu entwickeln und zu lernen, dass Schmerz nicht das letzte Wort hat.

WEITERE URSACHEN FÜR BAUCHPROBLEME

Nicht immer liegen Bauchschmerzen bei Kindern an den Verdauungsorganen selbst. Auch andere Erkrankungen und anatomische Besonderheiten können sich im Bauchbereich bemerkbar machen, manchmal mit sehr ähnlichen Symptomen wie bei Magen-Darm-Störungen. Gerade in akuten Situationen ist es entscheidend, Warnzeichen zu erkennen und entsprechend zu handeln. In diesem Abschnitt beleuchten wir drei häufige, aber oft übersehene Ursachen: Leistenhernien, Blinddarmentzündung und Blasenentzündung.

Leistenhernien

Eine Leistenhernie oder auch Leistenbruch ist eine Ausstülpung des Bauchfells durch eine Lücke im Leistenkanal, bei Jungen oft in Verbindung mit einem offenen Processus vaginalis testis (sozusagen ein Schlauch im Bauchraum, der sich nach der Geburt nicht verschlossen hat). Bei Mädchen ist ein solcher Bruch seltener, aber ebenfalls möglich. Dabei kann Darminhalt, zum Beispiel eine Darmschlinge, in den Leistenkanal vorrutschen. Leistenhernien sind also sozusagen Darmschlingen auf Abwegen.

Leistenhernien zeigen sich häufig durch eine sichtbare oder tastbare Schwellung in der Leistengegend, die vor allem beim Husten, Weinen oder Pressen deutlicher hervortritt. Begleitend können Unruhe, Bauchschmerzen und Übelkeit auftreten. Kommt es zu einer Einklemmung (Inkarzeration), entwickeln sich plötzlich starke Schmerzen, Erbrechen und ein harter Bauch. Das ist ein akuter Notfall, der sofort ärztlich behandelt werden muss.

Die Diagnosestellung erfolgt meist klinisch, also durch eine körperliche Untersuchung, gegebenenfalls unterstützt durch eine Ultraschalluntersuchung. Eine operative Versorgung ist bei bestätigter Hernie bei Kindern indiziert, bei Einklemmung sogar als Notfall. Eine frühzeitige Korrektur beugt auch Komplikationen vor.

Vermeiden lassen sich Leistenhernien übrigens nicht, denn sie sind angeboren. Sie können sich aber durch Druckbelastung, wie zum Beispiel chronisches Pressen oder Husten, verstärken. Nach der Operation ist die Prognose exzellent.

Appendizitis

Die Blinddarmentzündung, genauer eine Entzündung des sogenannten Wurmfortsatzes, ist eine der häufigsten Ursachen für akute Bauchschmerzen im Kindesalter, vor allem zwischen dem 6. und 14. Lebensjahr. Der Wurmfortsatz macht Ärger.

Typische Anzeichen beginnen oft mit unklarem Bauchweh im Oberbauch oder beim Nabel, bevor sich die Schmerzen in den rechten Unterbauch verlagern. Häufig kommen Appetitlosigkeit, Übelkeit, Erbrechen, Fieber oder auch eine tastbare Abwehrspannung hinzu. Bei kleinen Kindern kann das Bild unspezifisch sein, mitunter zeigen sich Apathie, Unruhe oder deutlich reduzierte Trinkfreude.

Die Diagnose basiert auf der Kombination aus klinischer Untersuchung, Laborwerten, wie zum Beispiel Leukozyten, also weißen Blutkörperchen, und C-reaktivem Protein (CRP), sowie einer Ultraschalluntersuchung. In unklaren Fällen kann eine Beobachtung über mehrere Stunden helfen. Bei gesicherter Appendizitis erfolgt meist eine chirurgische Entfernung, und zwar laparoskopisch oder als offene Operation. Aber auch die konservative Behandlung einer Appendizitis, also ohne Operation, ist bei Kindern eine Option, die in bestimmten Fällen in Betracht gezogen werden kann, insbesondere bei unkomplizierten Verläufen. Sie umfasst in der Regel die Gabe von Antibiotika, Bettruhe und parenterale Flüssigkeitszufuhr, also Flüssigkeit über die Vene, während das Kind engmaschig überwacht wird. Eine Operation, die Entfernung des Wurmfortsatzes, ist jedoch weiterhin die Standardtherapie. Bei früher Diagnose ist die Prognose sehr gut.

Eine Blinddarmentzündung ist nicht »vermeidbar« im eigentlichen Sinne. Eine ausgewogene ballaststoffreiche Ernährung könnte vorbeugend wirken, da ein Zusammenhang mit einer gestörten Darmflora diskutiert wird. Entscheidend ist jedoch: Frühe Erkennung schützt vor Komplikationen wie Perforation oder Abszessbildung.

Blasenentzündung

Eine Blasenentzündung, die sogenannte Zystitis, kann tatsächlich Schmerzen im Bauch verursachen, denn der Schmerz kann sozusagen ausstrahlen. Sie betrifft vor allem Mädchen, seltener Jungen, oft im Alter von zwei bis sechs Jahren. Sie wird durch aufsteigende Bakterien verursacht, meist *Escherichia coli,* die aus dem Darm in die Harnröhre gelangen.

Typische, aber häufig übersehene Symptome können vielfältig sein und sollten aufmerksam beobachtet werden. Dazu zählen häufiges Wasserlassen, auch in der Nacht, medizinisch als Pollakisurie bezeichnet, sowie Schmerzen beim Wasserlassen, was als Dysurie bekannt ist. Zudem können Unterbauchschmerzen auftreten, die oft unspezifisch wahrgenommen werden. Ein plötzliches Einnässen nach einer längeren Phase der Trockenheit ist ebenfalls ein wichtiges Warnzeichen. Manchmal begleiten Übelkeit oder diffuse Bauchschmerzen diese Symptome. Besonders ernst zu nehmen ist Fieber, das vor allem bei beginnender Nierenbeteiligung auftritt und auf eine Infektion hinweisen kann.

Eine Urinuntersuchung mit Teststreifen und Urinkultur ist dann essenziell und bringt meist direkt die Antwort.

Bei unkomplizierten Infekten hilft eine kurze antibiotische Therapie nach Antibiogramm (also zielgerichtet auf die auslösenden Bakterien abgestimmt). Reichlich Flüssigkeitszufuhr, Wärmeanwendungen und gegebenenfalls pflanzliche Präparate sollten die Therapie begleiten.

Bei einer Blasenentzündung können naturheilkundliche Ansätze eine sinnvolle Ergänzung zur konventionellen Behandlung darstellen, insbesondere zur Vorbeugung wiederkehrender Infekte. Cranberryextrakte, etwa als Saft oder in Kapselform, hemmen möglicherweise das Anhaften von *Escherichia-coli*-Bakterien an der Blasenschleimhaut. Auch wenn die Studienlage hierzu nicht eindeutig ist, zeigen sich besonders bei häufigen Infekten positive Effekte. Kapuzinerkresse und Meerrettich, beispielsweise in Form von Angocin®, wirken nachweislich antibakteriell, sind gut verträglich und schonend. Bärentraubenblätter besitzen eine desinfizierende Wirkung, sollten jedoch vor allem bei älteren Kindern und nicht über längere Zeit eingesetzt werden, um eine übermäßige Hydrochinonbelastung zu vermeiden. D-Mannose bindet *Escherichia-coli*-Bakterien im Urin und verhindert so deren Anhaften, besonders zur Rezidivprophylaxe gilt es als vielversprechend. Probiotika mit *Lactobacillus rhamnosus, Lactobacillus reuteri* oder *Lactobacillus GG* unterstützen eine gesunde Vaginal- und Darmflora und können damit das Risiko neuer Infekte senken. Zusätzlich stärken Vitamin D, Vitamin C und Zink die Schleimhautimmunität. Das ist ein Effekt, der wissenschaftlich gut belegt ist.

Zur Vorbeugung von Blasenentzündungen ist eine gute Intimhygiene wichtig, jedoch in der richtigen Form. Dazu gehört, dass nach dem Toilettengang stets von vorne nach hinten gewischt wird, um das Übertragen von Darmbakterien in den Harntrakt zu vermeiden. Kinder sollten regelmäßig zur Toilette gehen und den Harndrang nicht lange unterdrücken, da längeres Zurückhalten das Risiko für Infektionen erhöhen kann. Atmungsaktive Baumwollunterwäsche ist empfehlenswert, während synthetische Materialien oder dichte Einlagen gemieden werden sollten, um ein feuchtwarmes Milieu zu verhindern, in dem sich Bakterien leichter vermehren. Übertriebene Intimhygiene, vor allem mit aggressiven Seifen oder Intimsprays, sollte ebenfalls vermieden werden, da sie die natürliche Schutzflora der Schleimhäute stören kann.

Wichtig: Wiederkehrende Infekte sollten von einer Fachärztin oder einem Facharzt für Kinderurologie abgeklärt werden, um strukturelle Ursachen, zum Beispiel Reflux oder Harnleiterabgangsstörungen, auszuschließen.

Hinsehen und Helfen

Manche Bauchschmerzen entpuppen sich bei genauer Betrachtung als ganz andere Erkrankung mit teils erheblichem Handlungsbedarf. Eltern sollten lernen, Alarmsignale (siehe hier nochmals Red Flags, Seite 40) wie Fieber, Erbrechen, Leistenschwellungen oder Schmerzen beim Wasserlassen ernst zu nehmen, und bei Unsicherheit nicht zögern, ärztlichen Rat einzuholen. Umgekehrt helfen ein wachsames Auge, gesunde Routinen und liebevolle Zuwendung, um viele Probleme frühzeitig zu erkennen oder ganz zu vermeiden.

Verdauungsprobleme nach Antibiotikatherapie

Antibiotika gehören zu den wichtigsten medizinischen Errungenschaften der modernen Medizin und retten täglich Leben. Doch gerade bei Kindern sind sie auch ein massiver Eingriff in das sich entwickelnde Mikrobiom mit weitreichenden Folgen für die Verdauung und das Immunsystem.

WAS PASSIERT IM DARM NACH EINER ANTIBIOTIKATHERAPIE?

Antibiotika wirken nicht nur selektiv gegen Krankheitserreger, sondern beeinflussen auch die »guten« Darmbakterien. Studien zeigen, dass selbst eine kurze antibiotische Therapie bei Kindern die bakterielle Diversität deutlich reduziert, besonders die Gruppen der Bifidobakterien, Laktobazillen und Butyrat-Produzenten wie *Faecalibacterium prausnitzii*.[97, 98] Diese Bakterien spielen eine zentrale Rolle für die Gesundheit des Darms. Sie unterstützen die Regeneration der Schleimhaut, stärken die Barrierefunktion gegenüber Krankheitserregern und tragen zur Feinregulation des Immunsystems bei. Zudem produzieren sie entzündungshemmende Substanzen wie kurzkettige Fettsäuren (SCFAs), die nicht nur die Darmgesundheit fördern, sondern auch systemische positive Effekte im Körper entfalten können.

Nach einer einzigen Antibiotikakur kann es bis zu sechs Monate dauern, bis sich das Mikrobiom wieder stabilisiert, in manchen Fällen sogar länger oder es kommt nur zu einer unvollständigen Erholung.[99]

Unter einer Antibiotikatherapie können dann verschiedene Verdauungsprobleme auftreten. Am häufigsten ist der antibiotikaassoziierte Durchfall (AAD), der zwischen 5 und 30 Prozent aller Kinder betrifft. Daneben können Blähungen, Bauchkrämpfe und Appetitlosigkeit auftreten. Manche Kinder entwickeln nach dem Absetzen des Antibiotikums reizdarmähnliche Beschwerden. Durch die geschwächte Schleimhautbarriere kann es zudem zu einer erhöhten Infektanfälligkeit oder zu Hautproblemen wie einem atopischen Ekzem kommen. In seltenen, aber schwerwiegenden Fällen kann sich eine Clostridioides-difficile-assoziierte Colitis entwickeln.

Die Studienlage bestätigt deutlich diese Zusammenhänge zwischen frühkindlicher Antibiotikagabe und späteren gesundheitlichen Problemen. Kinder, die im ersten Lebensjahr mindestens zwei Antibiotikakuren erhielten, hatten im Schulalter ein deutlich erhöhtes Risiko für funktionelle Bauchbeschwerden. Weitere Studien belegen, dass eine verringerte Vielfalt des Mikrobioms nach Antibiotika mit einem erhöhten Risiko für chronisch entzündliche Darmerkrankungen, Asthma und sogar neuropsychiatrische Auffälligkeiten verbunden sein kann.[100, 101] Hoffnung macht die Forschung zur gezielten Rekolonisierung: Mehrere Metaanalysen zeigten, dass der Einsatz von *Lactobacillus rhamnosus GG, Saccharomyces boulardii* oder *Bifidobacterium infantis* die Dauer und Schwere antibiotikabedingter Verdauungsprobleme deutlich reduzieren kann.[102]

AUFBAU DES MIKROBIOMS NACH ANTIBIOTIKAGABE

Es ist wichtig, nach einer Antibiotikatherapie gezielt den Wiederaufbau des Mikrobioms zu unterstützen, da die Darmflora durch die Medikamente oft deutlich reduziert und in ihrer Zusammensetzung verändert wird. Dabei helfen sowohl wissenschaftlich gut belegte Probiotika als auch eine angepasste Ernährung und sanfte naturheilkundliche Maßnahmen.

Eine probiotische Unterstützung während und nach der Antibiotikatherapie, also die gezielte Gabe »guter Bakterien«, kann das Risiko für Durchfall und Reizdarmbeschwerden um bis zu 60 Prozent senken. Besonders gut untersucht sind *Saccharomyces boulardii,*

Lactobacillus rhamnosus GG und verschiedene *Bifidobacterium*-Stämme. Ebenso entscheidend ist eine präbiotische Ernährung, um das Mikrobiom »zu füttern«: Ballaststoffreiche, pflanzenbetonte Kost mit fermentierten Lebensmitteln wie milchsauer vergorenem Gemüse, Joghurt, Kefir oder Apfelessig, kombiniert mit präbiotischen Ballaststoffen wie Inulin, resistenter Stärke, Flohsamen oder grünen Bananen fördert das Wachstum nützlicher Darmbakterien.

Genauso wichtig ist es, unnötige Antibiotikagaben zu vermeiden. Sie sollten nur bei klar nachgewiesenen bakteriellen Infektionen und niemals prophylaktisch bei banalen Infekten eingesetzt werden. Eine starke körpereigene Abwehr durch ausreichend Schlaf, regelmäßige Bewegung, frische Luft und eine gesunde Darmflora kann helfen, künftige Infektionen zu reduzieren.

Naturheilkundlich kann die Regeneration des Verdauungssystems zusätzlich etwa mit Kamille, Fenchel, Melisse oder Eichenrinde bei Durchfall, sanften Bauchmassagen, Wärme und altersgerechten probiotischen Mikrobiomkomplexen unterstützt werden.

FALLBEISPIEL

Noah, drei Jahre, hatte eine eitrige Mittelohrentzündung und erhielt fünf Tage Amoxicillin vom Kinderarzt. Schon am dritten Tag der Therapie entwickelte er Blähungen und dünnen Stuhl. Nach Absetzen blieb der Durchfall bestehen. Eine Stuhlanalyse zeigte eine reduzierte Anzahl an Laktobazillen und ein Ungleichgewicht der Flora. Durch eine Kombination aus probiotischer Therapie, ballaststoff- und präbiotikareicher Ernährung, täglichen Bauchmassagen, Entspannungsritualen sowie zusätzlicher Versorgung mit Vitamin D und Zink und pflanzlichen Mitteln besserte sich sein Zustand innerhalb von zehn Tagen deutlich.

Antibiotika sind manchmal notwendig, aber ihr Einfluss auf die kindliche Verdauung ist tiefgreifend. Das Mikrobiom braucht nach jeder Therapie gezielte Aufmerksamkeit. Eine bewusste Nachsorge kann helfen, akute Beschwerden zu lindern und langfristige Folgen zu vermeiden. Eltern sollten verstehen, dass ein gesunder Darm nicht nur Bakterien braucht, sondern auch Geduld, Pflege und Ernährungskompetenz.

MYTHENCHECK: DARMAUFBAU NACH ANTIBIOTIKA

Mythos 1: Probiotika sind nur teure Placebos.

Falsch. Hochwertige, gezielt eingesetzte Probiotika gehören heute zu den am besten untersuchten Nahrungsergänzungsmitteln überhaupt. Es gibt eine Vielzahl randomisierter, kontrollierter Studien insbesondere im pädiatrischen Bereich.

Eine systematische Übersichtsarbeit der Cochrane Collaboration[103] zeigte, dass die Gabe spezifischer Probiotika, insbesondere *Saccharomyces boulardii, Lactobacillus rhamnosus* GG und *Bifidobacterium lactis,* das Risiko für antibiotikaassoziierten Durchfall bei Kindern signifikant senkt. Während in der Placebogruppe 19 Prozent der Kinder erkrankten, waren es in der Probiotikagruppe nur 8 Prozent, was einer Reduktion um mehr als die Hälfte entspricht. Probiotika können das mikrobielle Gleichgewicht schneller wiederherstellen, die Barrierefunktion der Darmschleimhaut stärken und die Produktion entzündungsmodulierender Stoffwechselprodukte wie kurzkettiger Fettsäuren, zum Beispiel Butyrat, fördern (zum Darmaufbau siehe auch Seite 135).

Wichtig ist jedoch, dass nicht jedes Probiotikum gleich wirkt. Die Effekte sind stets stammspezifisch und die Auswahl sollte sich am jeweiligen Beschwerdebild sowie am Alter des Kindes orientieren. Ebenso spielt die Produktqualität eine entscheidende Rolle. Dazu zählen ein ausreichender Lebendgehalt, Resistenz gegen Magensäure und die Verwendung geprüfter, gut dokumentierter Stämme.

Mythos 2: Der Darm erholt sich von selbst.

Dass man bei antibiotikabedingten Darmbeschwerden nichts tun muss, weil sich der Darm von selbst erholt, ist teilweise richtig, aber bei Weitem nicht die ganze Wahrheit.

Während der Darm grundsätzlich zur Regeneration fähig ist, zeigen viele Studien, dass die mikrobielle Vielfalt und Funktion nach Antibiotikaeinsatz bei Kindern deutlich länger beeinträchtigt sein kann als früher angenommen. Fakt ist, dass nach einer siebentägigen Antibiotikatherapie bei Kindern in einer Studie ein Verlust von bis zu 90 Prozent der mikrobiellen Diversität nachgewiesen wurde. Die vollständige Erholung des Mikrobioms dauerte dabei bis zu 180 Tage.[104] Eine dänische Untersuchung zeigte zudem, dass Kinder, die wiederholt Antibiotika erhielten, selbst ein Jahr nach der letzten Behandlung noch messbare Unterschiede in der Zusammensetzung ihres Mikrobioms und ihrem Stoffwechselprofil aufwiesen.[105]

Diese Veränderungen haben weitreichende funktionale Konsequenzen: Dazu gehören eine verminderte Produktion von Butyrat, eine erhöhte Darmpermeabilität *(leaky gut)*, eine reduzierte Immunkompetenz sowie eine erhöhte Anfälligkeit für Nahrungsmittelunverträglichkeiten.

Vor diesem Hintergrund ist es besonders sinnvoll, die Regeneration des Mikrobioms gezielt zu unterstützen, vor allem bei wiederholter Antibiotikagabe, bei sensiblen oder vorbelasteten Kindern etwa mit Neurodermitis, Allergien oder Reizdarmsymptomen sowie beim Auftreten von Beschwerden nach der Antibiotikatherapie, wie Blähungen, Stuhlunregelmäßigkeiten, Hautreaktionen oder Appetitverlust.

SO FUNKTIONIERT DER DARMAUFBAU

Ein moderner Darmaufbau in der Praxis basiert auf mehreren wichtigen Säulen (siehe ausführlicher auf Seite 135). Zunächst spielen Probiotika eine zentrale Rolle. Die gezielte und kurweise Gabe von spezifischen Stämmen wie *Lactobacillus rhamnosus GG, Saccharomyces boulardii* oder *Bifidobacterium infantis* wird altersabhängig angepasst, um das Mikrobiom gezielt zu unterstützen. Ergänzend dazu ist eine präbiotische Ernährung essenziell. Eine pflanzenreiche und ballaststoffreiche Kost mit Hafer, Flohsamenschalen, Inulin und fermentierten Lebensmitteln fördert das Wachstum nützlicher Darmbakterien.

Darüber hinaus ist die Pflege der Darmschleimhaut von großer Bedeutung. Hier können Mikronährstoffe wie Zink, Glutamin, Omega-3-Fettsäuren sowie die Vitamine A und D zur Regeneration der Schleimhaut beitragen und so die Barrierefunktion stärken. Nicht zuletzt braucht das Mikrobiom einen gesunden Lebensrhythmus: Regelmäßige Bewegung, ausreichend Schlaf und effektive Stressreduktion sind wichtige Faktoren, um ein ausgewogenes Darmmilieu langfristig zu erhalten.

Antibiotika können lebenswichtig sein, aber sie hinterlassen Spuren. Eltern sollten wissen, dass ein gezielter Darmaufbau mehr ist als ein Modetrend. Er ist Teil moderner, präventiver Kindermedizin. Wenn Kinder nach Antibiotika über längere Zeit Verdauungsprobleme zeigen, lohnt sich der Blick auf das Mikrobiom, denn dort liegt oft der Schlüssel zur nachhaltigen Genesung. Ein gesunder Darm kommt nicht von allein, aber er ist gestaltbar.

4

Prävention und Optimierung der Verdauung deines Kindes

FÖRDERUNG EINER GESUNDEN VERDAUUNG

Die kindliche Verdauung ist ein Wunderwerk, aber auch ein sensibles System. Sie ist nicht nur für die Verarbeitung von Nahrung zuständig. Vielmehr steht sie im Zentrum der körperlichen, immunologischen und psychischen Entwicklung eines Kindes. Der Darm ist nicht nur das größte Immunorgan des Körpers, sondern auch ein fein abgestimmtes Ökosystem aus Billionen von Mikroorganismen, das laufend mit Umwelt, Ernährung und Emotionen kommuniziert. In den ersten Lebensjahren entscheidet sich, ob dieses System widerstandsfähig, durchlässig oder anfällig wird. Zahlreiche Studien belegen inzwischen, wie stark Verdauungsgesundheit mit vielen anderen Aspekten kindlicher Entwicklung verwoben ist, von Allergieneigung über Konzentrationsfähigkeit bis hin zur psychischen Belastbarkeit. Und das Beste: Wir können von Anfang an viel dafür tun, dass sich diese Prozesse in eine gesunde Richtung entfalten.

Dieses Kapitel zeigt dir, wie eine stabile Verdauung von Anfang an gestärkt werden kann, nicht erst, wenn Beschwerden auftreten, sondern schon im Sinne einer aktiven Gesundheitsvorsorge. Es geht um präventive Aspekte, um praktische Strategien für den Alltag und um tiefere Einblicke in das Zusammenspiel von Ernährung, Mikrobiom, Bewegung, Schlaf, Stressregulation und emotionaler Bindung.

Wir betrachten, welche wichtige Rolle Geburt, Stillen, Beikost und die Familienernährung für die Entwicklung der Darmgesundheit deines Kindes spielen. Außerdem zeigen wir dir, wie du mit einfachen, alltagsnahen Maßnahmen die mikrobielle Vielfalt und die Darmbarriere nachhaltig stärken kannst. Dabei lernst du auch, wie du Risikofaktoren frühzeitig erkennst, ihnen vorbeugst oder sie gezielt ausgleichst für eine gesunde Verdauung und ein starkes Immunsystem deines Kindes.

Wichtig ist mir dabei vor allem, dass du verstehst, dass Symptome oft Ausdruck einer Regulationsstörung sind und nicht nur unterdrückt werden sollten. Eine wirksame Behandlung bezieht immer die zugrunde liegenden Ursachen mit ein, anstatt sich lediglich auf die Linderung der Beschwerden zu konzentrieren. Besonders nach Durchfallerkrankungen, Antibiotikatherapien oder bei chronischen Koliken spielt die Unterstützung des

Mikrobioms eine zentrale Rolle. Dies gelingt durch probiotikareiche Ernährung und gegebenenfalls durch gezielte, spezifische Präparate, die helfen, die Darmflora wieder ins Gleichgewicht zu bringen.

Gleichzeitig ist es essenziell, euch als Eltern zu stärken. Denn Einfühlungsvermögen, Ritualpflege und eine liebevolle Begleitung sind besonders bei Babys und Kleinkindern genauso wichtig wie medizinische Maßnahmen. Denn eine gesunde Verdauung entsteht nicht durch Zufall, sondern ist das Ergebnis vieler kleiner, bewusster Entscheidungen im Alltag. Dieses Kapitel möchte dich ermutigen, deinem Kind ein starkes Fundament mitzugeben durch fundiertes Wissen, das Vertrauen in die eigene Intuition und einen liebevollen Blick auf die Signale des kindlichen Körpers.

FRÜHE INTERVENTION

Die ersten Lebensjahre, insbesondere die sogenannte Phase der ersten 1000 Tage, also von der Empfängnis bis etwa zum zweiten Geburtstag, gelten aus wissenschaftlicher Sicht als ein »Fenster der Verwundbarkeit«, aber auch als eine enorme Chance für nachhaltige Gesundheitsprägung. Diese Zeit ist auch prägend für die Darmgesundheit. Zahlreiche Studien zeigen: In diesem sensiblen Zeitraum wird nicht nur das Immunsystem »programmiert«, sondern auch das Mikrobiom aufgebaut, die Darmbarriere ausdifferenziert, der Stoffwechsel geprägt und es werden die Grundlagen für die Verarbeitung von Stress, Emotionen und Nahrungsbestandteilen gelegt. Dabei spielen verschiedene, bereits in den anderen Kapiteln ausführlich erklärte Faktoren eine Rolle, die hier nochmals kurz zusammengefasst werden.

Darmentwicklung im Mutterleib

Früher ging man davon aus, der Fötus wachse im sterilen Uterus heran. Heute weiß man: Schon während der Schwangerschaft beginnt die Besiedlung mit Mikroben vermutlich über mütterliche Immunzellen, die Darmbakterien über die Plazenta oder das Fruchtwasser weitergeben (siehe Seite 21).[106] Der mütterliche Darmzustand, ihre Ernährung, ihr Stresslevel und ihr Mikrobiom beeinflussen also ganz unmittelbar die kindliche Darm-

und Immunentwicklung. Eine ballaststoffreiche, pflanzenbasierte Ernährung, Omega-3-Fettsäuren und fermentierte Lebensmittel in der Schwangerschaft können nachweislich die mikrobielle Vielfalt des Kindes fördern.

GEBURT UND MIKROBIOMPRÄGUNG

Die Art der Geburt ist ein entscheidender Einflussfaktor für das kindliche Mikrobiom. Während bei einer vaginalen Geburt das Baby mit der mütterlichen Vaginal- und Darmflora »geimpft« wird, dominieren bei einem Kaiserschnitt häufig Hautkeime oder Krankenhauskeime (siehe Seite 22). Diese frühen Unterschiede wirken oft über Monate und stehen im Zusammenhang mit einem erhöhten Risiko für Allergien, Asthma, Zöliakie und chronisch-entzündliche Darmerkrankungen.

Einige Zentren bieten mittlerweile sogenannte *Vaginal-Seeding*-Protokolle an: Hierbei wird ein mit Kochsalz getränkter Tupfer vor dem Kaiserschnitt in die Vagina eingeführt und das Kind dann im Anschluss damit abgerieben. So soll zumindest teilweise eine mütterliche Mikrobiomübertragung auch bei Kaiserschnitt ermöglicht werden. Die Wirksamkeit wird aktuell noch untersucht, zeigt aber in ersten Studien vielversprechende Tendenzen. Allerdings sollte dies nicht gemacht werden, wenn die Mutter eine Streptokokkenbesiedlung oder andere pathogene Keime wie Pilze in der Vagina hat.

STILLEN, BEIKOST UND DIE DARMFLORA

Wie schon mehrfach erwähnt, ist Muttermilch mehr als Nahrung. Sie enthält lebende Immunzellen, Antikörper und vor allem sogenannte Humanmilch-Oligosaccharide (HMOs, siehe Seite 19). Diese dienen nicht dem Baby selbst, sondern gezielt bestimmten »guten« Darmbakterien, vor allem *Bifidobacterium infantis,* das als Leitkeim einer gesunden frühen Darmflora gilt. Studien zeigen, dass gestillte Kinder eine deutlich größere mikrobielle Diversität und eine stabilere Darmbarriere aufweisen.

Auch die Art und Reihenfolge der Beikosteinführung beeinflusst das Mikrobiom langfristig. Fermentierte Lebensmittel, Vielfalt an pflanzlichen Ballaststoffen und eine behutsame Einführung ohne Zwang fördern die Verdauung und Mikrobiomdiversität.

FRÜHZEITIGE STRESSREGULATION SCHÜTZT DIE VERDAUUNG

Das Darm-Hirn-System ist in dieser Phase besonders sensibel. Studien zeigen, dass bereits frühkindlicher Stress, etwa durch neonatale Trennung, Geburtstrauma, Vernachlässigung oder elterliche Anspannung, die Darm-Hirn-Achse über Entzündungsbotenstoffe und vagale Signale beeinflusst[107]. Chronischer Stress hemmt dabei nicht nur die Mikrobiomreifung, sondern führt zu erhöhter intestinaler Permeabilität *(leaky gut)* und erhöhtem Risiko für funktionelle Bauchbeschwerden, Allergien und sogar neuropsychologische Auffälligkeiten im späteren Leben.

Frühe Bindung, Körperkontakt, bedürfnisorientierte Kommunikation und emotionale Sicherheit sind daher echte »Verdauungshygiene«, auch wenn sie im ersten Moment gar nicht danach aussehen.

PROPHYLAXE STATT REAKTION

Viele Verdauungsprobleme im Kleinkindalter entstehen nicht plötzlich, sondern entwickeln sich allmählich auf der Grundlage kleiner, kumulativer Dysbalancen. Diese können durch wiederholte Antibiotikatherapien, Stressphasen, unausgewogene Ernährung oder nicht erkannte Nahrungsmittelintoleranzen begünstigt werden.

Eine frühe Intervention ist deshalb besonders wichtig und bedeutet, das Bauchgefühl im wahrsten Sinne des Wortes ernst zu nehmen. Verdauungssymptome wie Koliken, Blähungen oder auffällige Stuhlgewohnheiten sollten nicht bagatellisiert werden. Stattdessen ist es ratsam, nicht abzuwarten, bis sich ein Problem chronifiziert, sondern frühzeitig individuell abgestimmte Mikrobiomtherapien einzusetzen, etwa nach Antibiotikagaben oder Kaiserschnittgeburten. Ergänzend dazu können naturheilkundliche Methoden unterstützend zur Schulmedizin genutzt werden, wie Bauchmassagen, pflanzliche Darmregulation oder stressmindernde Achtsamkeitstechniken.

Je früher wir also die Weichen stellen, desto größer ist die Chance, dass der kindliche Verdauungstrakt nicht nur störungsfrei funktioniert, sondern zum Zentrum von Gesundheit, Resilienz und Wohlgefühl wird. Die Darmgesundheit unserer Kinder ist kein Zufall. Sie ist ein formbares, dynamisches System, das auf unsere Fürsorge reagiert.

PROBLEMEN DURCH ERNÄHRUNG VORBEUGEN

Die Ernährung in den ersten Lebensjahren legt das Fundament für die Verdauungsgesundheit deines Kindes und weit darüber hinaus. Zahlreiche Studien zeigen, dass das, was Kinder essen oder eben nicht essen, direkten Einfluss auf ihr Mikrobiom, ihre Darmschleimhaut, das Immunsystem und die emotionale Regulation hat. Schon in der Schwangerschaft, über das Stillen, die Beikost und bis ins Kleinkindalter hinein ist Ernährung ein entscheidender Schlüssel zur Vorbeugung von Verdauungsproblemen und oft auch der erste Schritt zu ihrer Heilung.

Richtige Ernährung von Anfang an

Die Prägung beginnt schon im Bauch. Bereits im Mutterleib nimmt das ungeborene Kind Kontakt zu mütterlichen Stoffwechselprozessen auf. Studien zeigen, dass die Ernährung der Mutter, ihr Mikrobiom und ihr Stresslevel mit der Zusammensetzung des kindlichen Mikrobioms und dem Risiko für spätere Verdauungsbeschwerden korrelieren.[108]

Wichtig sind eine ballaststoffreiche Ernährung, der regelmäßige Verzehr fermentierter Lebensmittel wie zum Beispiel Joghurt, Sauerkraut oder Kefir, Omega-3-Fettsäuren und ein moderater Zuckerkonsum. Probiotische und präbiotische Nahrungsmittel in der Schwangerschaft sind mit einem geringeren Risiko für Allergien, Koliken und Darmdysbiosen beim Kind verbunden. Auch das Stillen beeinflusst die Darmgesundheit des Säuglings maßgeblich. Muttermilch enthält präbiotische Oligosaccharide, Immunfaktoren und Mikroben, die beim Aufbau einer gesunden Darmflora helfen.

Langzeitstudien legen nahe, dass diese frühe mikrobielle Prägung über Stillen und Beikost nicht nur die Darmgesundheit, sondern auch die Immun- und Entzündungsregulation bis ins Schulalter beeinflusst.[109] Aus ärztlicher wie mütterlicher Perspektive wird damit deutlich, dass frühe Ernährung weniger als starres Schema, sondern vielmehr als sensibles Entwicklungsfenster für ein belastbares Darmimmunsystem verstanden werden sollte.

GEBURT BIS 6 MONATE: DAS FUNDAMENT

In den ersten Lebensmonaten findet im Darm eines Kindes eine entscheidende Entwicklung statt. Die Geburt prägt die Erstbesiedlung des Mikrobioms maßgeblich. Bei einer vaginalen Geburt werden vor allem darmfreundliche Bifidobakterien und Laktobazillen übertragen, die eine wichtige Rolle bei der Regulation des Immunsystems spielen.[110] Stillen unterstützt diese Besiedlung zusätzlich, denn die Humanmilch-Oligosaccharide (HMOs) in der Muttermilch wirken als Präbiotika und fördern gezielt das Wachstum guter Darmbakterien. Die Darmschleimhaut ist zu diesem Zeitpunkt zwar noch durchlässig *(leaky)*, aber hoch lernfähig. Immun- und Verdauungssystem entwickeln sich gemeinsam weiter. Das Stillen trägt zudem dazu bei, die Darmbarriere zu stärken und das Risiko für Allergien sowie entzündliche Darmerkrankungen zu senken.

Was du tun kannst: Wenn möglich, stillen, denn Muttermilch enthält neben Präbiotika auch Immunzellen und Mikroorganismen, die als »Trainer« für die Darmflora fungieren. Hautkontakt, Nähe und eine ruhige Umgebung fördern die Darm-Hirn-Achse von Anfang an. Unnötige Antibiotika oder Medikamente sollten vermieden werden. Bei Kaiserschnittgeburten oder wenn mit Formula ernährt wird, kann eine Probiotikagabe wie etwa mit *Bifidobacterium infantis* nach Rücksprache sinnvoll sein. Für nicht gestillte Säuglinge kann der Einsatz einer präbiotisch oder probiotisch angereicherten Nahrung erwogen werden.[111] Haut-zu-Haut-Kontakt, Tragen und ein stressarmer Umgang unterstützen ebenfalls die gesunde Entwicklung der Darm-Hirn-Achse in dieser wichtigen frühen Phase.

Beikosteinführung: Vielfalt statt Vorsicht

Die Art und Weise, wie Beikost eingeführt wird, beeinflusst langfristig die Darmtoleranz, das Mikrobiom und das Essverhalten. Eine zu einseitige oder verspätete Einführung kann genauso schaden wie ein Übermaß an industriell verarbeiteten Produkten.

Forschungsbasierte Empfehlungen für die Beikosteinführung betonen die Bedeutung einer frühzeitigen, altersgerechten Einführung vielfältiger Gemüsesorten, da dies die Vielfalt des kindlichen Mikrobioms fördert. Das Angebot von Fingerfood und das sensorische Erkunden der Nahrungsmittel stärken zudem das Immunsystem im Darm, indem sie natürliche, harmlose Kontaminationen zulassen, die das Immunsystem trainieren. Beikost kann durch fermentierte Lebensmittel wie milden Sauerkrautsaft oder verdünnten Kefir ergänzt werden, um die Ansiedlung gesunder Darmbakterien zu fördern. Gleichzeitig wird empfohlen, Zucker, Emulgatoren, Aromastoffe und Konservierungsmittel zu vermeiden, da sie nicht nur die Geschmackserziehung beeinträchtigen, sondern auch die Zusammensetzung und Funktion der Mikrobiota negativ beeinflussen können.

AB DEM 5. BIS ZUM 7. MONAT: BEIKOST-EINFÜHRUNG

Im Darm deines Kindes passiert in dieser Phase viel Spannendes: Die Enzyme, wie beispielsweise die Amylase, entwickeln sich weiter und verbessern die Verdauungsfähigkeit. Gleichzeitig diversifiziert sich das Mikrobiom durch die Aufnahme neuer Nahrungsbestandteile zunehmend. Besonders wichtig ist die aktive Toleranzentwicklung gegenüber verschiedenen Lebensmitteln, die das Immunsystem trainiert und stärkt. Mit dem Beikoststart kommen erstmals feste Ballaststoffe, pflanzliche Stoffe, kleine Mengen Gluten und neue Proteinquellen in den Darm. Studien zeigen, dass eine vielfältige und pflanzenbetonte Beikost mit einer höheren Mikrobiomdiversität und einem geringeren Allergierisiko verbunden ist.[112] Eine zu monotone oder zu späte Einführung von Beikost hingegen kann diese wichtige Toleranzentwicklung stören und das Immunsystem unterfordern.

Führe die Beikost langsam und vielfältig ein, ohne Druck, idealerweise etwa ein neues Lebensmittel alle zwei bis drei Tage. Wähle möglichst unverarbeitete, regionale und biologische Lebensmittel. Bitterstoffe und Ballaststoffe sollten sanft eingeführt werden, zum Beispiel durch Pastinake, Brokkoli oder Apfel mit Schale. Erste fermentierte Lebensmittel wie ein Teelöffel Sauerkrautwasser, verdünnter Kefir oder milder Naturjoghurt können dabei helfen, das Mikrobiom weiter zu diversifizieren.

Verzichte möglichst auf Zucker, Salz und hochverarbeitete Produkte. Gemeinsames Essen und regelmäßige Rituale fördern außerdem die Entwicklung des kindlichen Nervensystems, denn dieses »lernt mit«. Wenn möglich, solltest du das Stillen während der Beikostzeit weiterhin beibehalten. Es fördert die Darmgesundheit und das Immunsystem optimal.

9 BIS 12 MONATE: MIKROBIOMREIFE UND VERDAUUNGSTRAINING

Im Darm deines Kindes reift das Mikrobiom weiter und nähert sich langsam dem Profil eines Erwachsenen an, bleibt aber weiterhin formbar und anpassungsfähig. Gleichzeitig beginnt der Körper mit der wichtigen »Feinabstimmung«. Es wird getestet, welche Lebensmittel gut vertragen werden und welche nicht. Die Darmbarriere wird zunehmend dichter, kann aber in Stresssituationen noch durchlässig bleiben. Mit der Einführung der Familienkost beginnt auch eine »soziale« Phase der Ernährung, bei der der Einfluss von Zucker, Fett, Essverhalten und Tagesstruktur eine immer größere Rolle spielt. Studien zeigen, dass eine ballaststoffarme und zuckerreiche Ernährung in diesem Alter zu Dysbiosen führen kann, die langfristige Folgen, wie Übergewicht, Neurodermitis oder Reizdarmsyndrom, begünstigen.

Fördere die Vielfalt in der Ernährung deines Kindes. Das Ziel sind mehr als 20 verschiedene pflanzliche Lebensmittel pro Woche. Frühzeitige Vielfalt schützt nachweislich vor Allergien. Führe Hülsenfrüchte, Vollkornprodukte und fermentiertes oder Pseudogetreide in kleinen Mengen ein. Präbiotische Lebensmittel wie Hafer, Apfel, Chicorée, Bananen oder Topinambur unterstützen das Wachstum guter Darmbakterien.

Wichtig ist auch das Kauen und die Förderung fester Mahlzeiten sowie die Versorgung mit ausreichend Flüssigkeit, idealerweise Wasser oder ungesüßter Fenchel- oder Kümmeltee, da sie für einen weichen Stuhl sorgen und die Darmbewegung unterstützen. Beobachte die individuelle Verdauung deines Kindes genau. Achte auf Blähungen, Verstopfung oder Veränderungen in der Stuhlbeschaffenheit. Bei Infekten, Impfungen oder Stressphasen kannst du dein Kind bewusst unterstützen, zum Beispiel mit Probiotika, Wärmeanwendungen oder beruhigenden Ritualen.

Im ersten Lebensjahr legt Ernährung vor allem durch langfristige Regulationsprozesse den Grundstein für Gesundheit. Es geht um Reifung, Anpassung und Toleranzentwicklung des Darmimmunsystems. Vielfalt, Wiederholung und ein druckfreies Angebot fördern die Akzeptanz neuer Nahrungsmittel und unterstützen die mikrobielle Entwicklung. Starre Pläne und frühe Leistungsansprüche verunsichern eher, während Vertrauen in die kindlichen Signale wichtig ist. Entscheidend ist weniger das perfekte Timing, sondern ein feinfühliger, entwicklungsangepasster Umgang mit Essen.

Begleitende Maßnahmen das ganze Jahr über

Rituale und gemeinsames Essen spielen eine entscheidende Rolle. Die Vorbildfunktion von euch Eltern ist dabei besonders wichtig, denn Kinder lernen durch Nachahmung und erleben so, wie entspannt und genussvoll Mahlzeiten sein können. Bauchmassagen, zum Beispiel abends im Uhrzeigersinn mit etwas Kümmel- oder Lavendelöl, können dabei helfen, den Bauch zu beruhigen und die Verdauung anzuregen. Naturheilkundliche Unterstützung, etwa mit Fencheltee oder wohltuender Wärme, kann je nach Wunsch der Eltern ergänzend eingesetzt werden und das Wohlbefinden des Kindes fördern. Stressregulation ist ebenfalls zentral: Ruhe, liebevoller Körperkontakt und möglichst wenige Reize schaffen Sicherheit. Genau das liebt der Vagusnerv und unterstützt die Darmfunktion.

Hilfreich ist es auch, bei Beschwerden ein »Kacka-Tagebuch« zu führen, um Stuhlveränderungen frühzeitig zu erkennen und besser einschätzen zu können. Besonders aufmerksam sollten Eltern bei sehr hartem Stuhl, häufigem Schreien beim Stuhlgang, Blutbeimengungen oder ständigem Durchfall sein, um bei Bedarf frühzeitig ärztliche Hilfe zu suchen. In der Tabelle ist kurz zusammengefasst, welche Ernährungsfaktoren das Mikrobiom belasten können.

Vermeiden	Warum
Zucker (auch Fruchtsäfte)	Fördert ungünstige Bakterien und Entzündungsneigung
Monotone Ernährung (z.B. nur Banane-Reis-Brei)	Mindert mikrobielle Diversität, erhöht Risiko für Dysbiose
Industrieprodukte (Pulverbreie, Fertiggläschen mit Zusätzen)	Enthalten oft wenig Ballaststoffe, zu viele »leere« Kalorien
Zu frühe oder zu hastige Beikosteinführung	Überforderung der unreifen Enzymsysteme, Risiko für Unverträglichkeiten
Antibiotika ohne begleitende Mikrobiompflege	Zerstörung auch der guten Bakterien, kann lange nachwirken

Je vielfältiger die Ernährung ist, desto vielfältiger ist die Darmflora und damit auch widerstandsfähiger. Aber die Balance macht's. Ich empfehle die 80–20-Regel: 80 Prozent ausgewogen, 20 Prozent auch mal nicht so wie aus dem Lehrbuch. Denn die Seele spielt ja auch noch eine Rolle.

Achten solltest du besonders auf die Vermeidung von zu viel Wurst, Zucker und Fertigprodukten, da diese die Verdauung belasten und das Mikrobiom negativ beeinflussen können. Häufiger Konsum von Fruchtsäften kann durch eine Überlastung mit Fruktose zu Blähungen und Reizdarmsymptomen führen. Ebenso ist stark erhitztes oder sterilisiertes Essen problematisch, da es lebendige Mikronährstoffe zerstört, die für eine gesunde Verdauung und ein intaktes Mikrobiom wichtig sind. Das heißt nicht, dass oben genannte Lebensmittel niemals verzehrt werden dürfen. Es sollte eben nicht ausschließlich und regelmäßig der Fall sein. Wie so oft macht die Dosis das Gift.

Ernährung als alltägliche Prävention

Die richtige Ernährung verhindert nicht nur Verdauungsprobleme wie Verstopfung, Blähungen oder Durchfall. Sie schützt auch vor langfristigen Erkrankungen wie Reizdarmsyndrom (siehe Seite 84), Allergien (siehe Seite 59) oder chronisch-entzündlichen Darmerkrankungen (siehe Seite 88).

Beispielhafte Alltagsroutinen zur Stärkung einer gesunden Darmflora können ein täglicher bunter Gemüseteller sein, zum Beispiel als Rohkostplatte, die abwechslungsreich verschiedene Gemüsesorten bietet. Kleine Portionen fermentierter Lebensmittel wie Sauerkraut oder Kefir können als feste Gewohnheit in den Speiseplan integriert werden, um probiotische Kulturen regelmäßig zuzuführen. Ein kindgerechtes Konzept wie »gute Darmkeime füttern« macht das Thema für dein Kind verständlich und spielerisch, indem sie gefragt werden: »Was möchten deine Bauchbakterien heute essen?« Zudem fördern bewusstes Kauen, Esspausen und achtsames Essen als Ritual die Verdauung und unterstützen die Darmgesundheit. Doch mein ehrlicher Tipp an dich: Bleib entspannt. Bei uns daheim geht's auch nicht immer zu wie aus dem Lehrbuch. Wir haben auch Tage mit hauptsächlich Eis, Snacks und Pommes. Das ist normal. Das ist menschlich. Das ist Familienalltag.

Darmgesundheit beginnt auf dem Teller, und zwar früher, als viele denken. Wer den kindlichen Darm von Anfang an mit vielfältiger, bunter und lebendiger Nahrung versorgt, schafft die besten Voraussetzungen für ein stabiles Mikrobiom, eine gesunde Verdauung und ein starkes Immunsystem.

CHECKLISTE: ISST MEIN KIND DARMGESUND?

Ein wichtiger Hinweis vorweg: Diese Checkliste dient nur als Orientierung. Bitte mach dir keinen Kopf, wenn bei euch nicht alles so läuft.

- ☐ Bekommt dein Kind täglich frisches Gemüse; idealerweise bunt und roh, gekocht oder fermentiert?
- ☐ Gibt es wöchentlich mindestens 20 verschiedene pflanzliche Lebensmittel (Obst, Gemüse, Kräuter, Hülsenfrüchte)?
- ☐ Ist die Ernährung möglichst frei von hochverarbeiteten Produkten (zum Beispiel Fertigmahlzeiten, Süßigkeiten, Snacks)?
- ☐ Erhält dein Kind regelmäßig Ballaststoffe (Vollkorn, Hülsenfrüchte, Gemüse, Obst mit Schale)?
- ☐ Wird Zucker sparsam und bewusst eingesetzt, besonders versteckter Zucker in Joghurts, Riegeln, Aufstrichen?
- ☐ Enthält die Ernährung fermentierte Lebensmittel mit natürlichen Milchsäurebakterien?
- ☐ Gibt es ausreichend gesunde Fette (zum Beispiel Leinöl, Nüsse, fettreicher Fisch)?
- ☐ Hat dein Kind feste Mahlzeiten mit Esspausen (keine Dauerverfügbarkeit von Snacks)?
- ☐ Trinkt es ausreichend Wasser (keine Säfte oder Softdrinks als Standard)?
- ☐ Wird regelmäßig gemeinsam in Ruhe gegessen, ohne Ablenkung?

GESUND EINKAUFEN FÜR DEN DARM

»Gesund einkaufen für den Darm« klingt auf den ersten Blick oft kompliziert und unübersichtlich. Gerade als Mama, die neben dem Familienalltag auch den Wocheneinkauf stemmen muss, fühlt man sich schnell überfordert. Viele denken, man brauche teure Spezialprodukte aus Reformhäusern oder Biosupermärkten, um dem Darm wirklich Gutes zu tun. Das stimmt so aber gar nicht.

Tatsächlich ist eine darmfreundliche Ernährung viel einfacher umzusetzen, als man denkt, und das sogar ganz entspannt beim ganz normalen Einkaufen im Supermarkt um die Ecke. Du brauchst keine exotischen Lebensmittel oder komplizierten Zutatenlisten. Viele darmgesunde Produkte findest du direkt zwischen den vertrauten Regalen, zum Beispiel Vollkornbrot, Haferflocken, frisches Gemüse, Obst, Hülsenfrüchte und Joghurt.

Gerade mit Kindern ist es wichtig, dass das Ganze praktikabel bleibt und nicht noch mehr Stress macht. Deshalb empfehle ich, den Darmaufbau und die darmfreundliche Ernährung ganz selbstverständlich in den Alltag zu integrieren – zum Beispiel mit ballaststoffreichen Lebensmitteln, die sowieso auf dem Einkaufszettel stehen, oder kleinen Portionen fermentierter Produkte wie Naturjoghurt oder Sauerkraut als Beilage.

Natürlich lohnt sich beim Einkaufen auch immer ein genauer Blick auf die Inhaltsstoffe, besonders bei verarbeiteten Lebensmitteln. Viele Produkte enthalten versteckten Zucker, Emulgatoren oder Zusatzstoffe, die das Mikrobiom negativ beeinflussen können. Gerade Fertiggerichte, süße Snacks oder aromatisierte Getränke sind hier oft eine Falle. Als Mama und Ärztin empfehle ich deshalb, möglichst frische und unverarbeitete Lebensmittel zu wählen und auf lange Zutatenlisten zu verzichten. So kannst du sicherstellen, dass du deinem Kind nicht nur gut schmeckende, sondern auch wirklich darmfreundliche Nahrung mit nach Hause bringst. Mit der Zeit lernst du dann automatisch, welche Produkte wirklich gut sind und welche man lieber im Regal lässt. Das macht den Einkauf viel schneller und einfacher. Du hast deinen »Lieblingskosmos« an vertrauenswürdigen Lebensmitteln und musst nicht mehr bei jedem Produkt lange überlegen. So wird gesund einzukaufen im Alltag mit Kindern machbar, entspannt und trotzdem nachhaltig fürs Darmwohl.

Aus ärztlicher Sicht weiß ich, wie wichtig eine ausgewogene Ernährung für den Darm ist. Aber ich weiß auch, wie herausfordernd der Familienalltag sein kann. Deshalb gilt: Es muss nicht perfekt sein, es muss machbar sein. Kleine, aber beständige Veränderungen im Einkaufsverhalten wirken oft Wunder und stärken so langfristig die Gesundheit deines Kindes und der ganzen Familie. Kurz gesagt: Gesund einkaufen für den Darm heißt nicht, immer aufwendig und teuer einzukaufen, sondern mit einfachen, natürlichen Lebensmitteln im Alltag direkt beim Wocheneinkauf im Supermarkt zu starten, ganz entspannt und ohne Druck. Das ist nicht nur möglich, sondern absolut machbar!

Mein persönlicher Mama-Tipp für deinen Alltag: Erstelle gemeinsam mit deinem Kind eine »Darmfreunde-Tabelle«, in die jedes neue pflanzliche oder fermentierte Lebensmittel eingetragen wird. So wird Vielfalt spielerisch erlebbar und jedes neue Lebensmittel wird so etwas wie ein kleiner Schatz fürs Mikrobiom.

EINKAUFSLISTE: DARMGESUNDE LEBENSMITTEL

Gemüse (regional, bunt, ballaststoffreich):

- ☐ Karotten, Pastinaken, Fenchel
- ☐ Brokkoli, Blumenkohl, Grünkohl
- ☐ Kürbis, Zucchini, Paprika
- ☐ Rote Bete, Spinat, Mangold
- ☐ Sauerkraut (roh, unpasteurisiert), milder Kimchi

Obst (mit Schale wenn möglich):

- ☐ Beeren (Heidelbeeren, Himbeeren, Brombeeren)
- ☐ Äpfel, Birnen
- ☐ Pflaumen, Aprikosen (auch getrocknet, ungeschwefelt)
- ☐ Banane (grünlich = resistentere Stärke)
- ☐ Granatapfelkerne

Vollkornprodukte und Pseudogetreide:

- ☐ Haferflocken (auch fermentiert als Overnight Oats)
- ☐ Hirse, Quinoa, Amaranth
- ☐ Vollkornreis, Naturreis
- ☐ Vollkornbrot mit Sauerteig (kein Toastbrot)
- ☐ Vollkorn-, Dinkel-, Linsen-, Kichererbsen- oder Buchweizennudeln

Hülsenfrüchte (In kleinen Mengen einführen):

- ☐ Rote Linsen, grüne Linsen
- ☐ Kichererbsen (auch als Hummus)
- ☐ Schwarze Bohnen, weiße Bohnen
- ☐ Lupinen, Sojabohnen (fermentiert: Tempeh, Miso)

Fermentierte Lebensmittel (ab Beikostalter in kleinen Mengen):

- ☐ Naturjoghurt, Skyr, Kefir
- ☐ Buttermilch (ungesüßt)
- ☐ Miso-Paste (für Suppen, Brühen)
- ☐ Rohes Sauerkraut oder Kimchi (kleine Portionen!)

Kräuter und natürliche Bitterstoffe:

- ☐ Petersilie, Basilikum, Kresse
- ☐ Kurkuma, Ingwer, Ceylon-Zimt
- ☐ Löwenzahn, Rucola, Endivie

Gesunde Fette:

- ☐ Leinöl (immer frisch und kühl lagern)
- ☐ Walnüsse, Hanfsamen, Chiasamen
- ☐ Avocados
- ☐ Nussmuse (z. B. Mandel-, Cashewmus)
- ☐ Fisch: Lachs, Makrele, Sardinen (Bioqualität)

Getränke:

- ☐ Wasser (still, ggf. mit Kräutern aromatisiert)
- ☐ Fenchel-, Kümmel- oder Kamillentee
- ☐ Verdünnter Kefir oder Kombucha (je nach Alter und Toleranz)

Nun möchte ich auf zwei Punkte noch mal besonders hinweisen. Zum einen gilt, was im ersten Jahr passiert, prägt den Darm fürs Leben: Eine gesunde Verdauung entsteht nicht nur durch »richtige« Ernährung, sondern durch einen fein abgestimmten Lebensstil, der Sicherheit, Vielfalt, Nähe und Achtsamkeit integriert. Aber wichtig ist mir, dabei auch realistisch zu bleiben. Es läuft nicht immer alles optimal. Perfektion gibt es nicht. Es ist völlig normal, dass es eben zu Hause nicht nach Lehrbuch läuft. Das war und ist bei uns zu Hause auch so. Es spielen aber für eine gesunde Entwicklung immer mehrere Faktoren eine Rolle. Also bitte bleibt entspannt. Stress macht's auch nicht besser. Und du kannst auch später beziehungsweise zu jeder Zeit noch den Darm deines Kindes pflegen.

Des Weiteren ist es wichtig, Übergänge bewusst zu gestalten. Die kindliche Verdauung ist nicht statisch. Sie entwickelt sich dynamisch entlang der Ernährung. Jeder neue Abschnitt bringt spezifische Anforderungen und Herausforderungen mit sich. Veränderungen sind normal. Die Verdauung darf sich umstellen. Durchfall oder Verstopfung über wenige Tage ist meist kein Grund zur Sorge. Eine bewusste Gestaltung dieser Übergänge kann nicht nur die Verdauung erleichtern, sondern das Immunsystem stärken, das Mikrobiom fördern und späteren Erkrankungen vorbeugen.

Und da ich im Praxisalltag von Eltern ganz oft Fragen zu Präbiotika im ersten Lebensjahr gestellt bekomme, habe ich diese mit den entsprechenden Antworten zusammengestellt:

> **Frage:** Erholen sich Mikrobiom und Darm von selbst, zum Beispiel nach der Gabe von Antibiotika?
> **Antwort:** Nein. Studien zeigen, dass ohne gezielte Mikrobiompflege, zum Beispiel präbiotisch oder probiotisch, selbst sechs bis zwölf Monate nach einer Antibiotikatherapie Dysbiosen bestehen können.[113]
>
> **Frage:** Sind Probiotika nur bei Krankheit sinnvoll?
> **Antwort:** Nein, auch präventiv können Probiotika sinnvoll sein, etwa zur Förderung der Toleranzentwicklung, beim Abstillen oder bei familiärer Vorbelastung, denn Probiotika können in der frühen Lebensphase eine günstige Immunmodulation bewirken.[114]
>
> **Frage:** Welche Präbiotika sind gut im Alltag?
> **Antwort:** Inulin, Oligofruktose, resistente Stärke – sie sind zum Beispiel in Zwiebelgemüse, grünem Kochbananenmehl, Vollkorn oder Apfel mit Schale enthalten.

Prä- und Probiotika können im ersten Lebensjahr hilfreich sein, wirken aber nur im Zusammenspiel mit dem gesamten Darmökosystem. In der Praxis sehe ich häufig, dass sie nach dem Prinzip »Viel hilft viel« eingesetzt werden, ohne Indikation, passende Stämme oder begleitende Ernährung zu berücksichtigen. Ihre Wirkung hängt jedoch stark von Ausgangsmikrobiom, Alter des Kindes und Wirkmechanismus ab. Sie sind gezielte Interventionen, die Wissen und Timing erfordern – richtig eingesetzt unterstützen sie die mikrobielle Reifung und Immunbalance, unreflektiert angewendet bringen sie meist keinen nachhaltigen Nutzen.

DARMAUFBAU

Die Idee des »Darmaufbaus« ist in aller Munde, spätestens seit der zunehmenden Popularität des Mikrobioms als »zweites Gehirn«. Gerade nach Antibiotikagabe, bei Verdauungsproblemen oder zur Immunstärkung greifen viele Eltern zu Probiotika oder darmfreundlicher Ernährung. Doch wie steht es um den wissenschaftlichen Nachweis? Wann ist ein gezielter Darmaufbau sinnvoll und wann reicht es, einfach »gesünder zu leben«?

Der Begriff »Darmaufbau« ist tatsächlich nicht einheitlich definiert, wird aber meist verstanden als die gezielte Förderung eines gesunden Mikrobioms nach Störungen wie Antibiotikabehandlungen oder Infekten. Dabei geht es darum, die Vermehrung nützlicher Darmbakterien durch den Einsatz von Pro- und Präbiotika zu unterstützen, die Darmschleimhaut sowie die Barrierefunktion zu stärken und die mikrobielle Vielfalt und die Funktion im Darm wiederherzustellen. Wichtig ist dabei nicht nur die bloße Menge an Bakterien, sondern vor allem deren richtige Zusammensetzung, die Stabilität des mikrobiellen Ökosystems und die funktionelle Balance, die für eine gesunde Verdauung und ein starkes Immunsystem entscheidend sind.

Wissenschaftlichen Erkenntnissen zufolge ist ein gezielter Darmaufbau besonders in den folgenden Situationen sinnvoll:

- **Nach Antibiotikatherapie:** Antibiotika wirken unspezifisch und zerstören nicht nur krank machende, sondern auch zahlreiche nützliche Bakterien im Darm. Studien belegen, dass sich das Mikrobiom nach einer Antibiotikatherapie häufig nicht vollständig erholt, vor allem bei Säuglingen, Kleinkindern und bei wiederholten Behandlungen (siehe Seite 113).[115] Hier sind ein gezielter Wiederaufbau des Mikrobioms durch die Gabe von Probiotika, eine präbiotikareiche Ernährung sowie Maßnahmen zur Regeneration der Darmschleimhaut besonders wichtig und sinnvoll.
- **Bei chronischen Bauchbeschwerden:** Kinder mit Reizdarmsyndrom, funktionellen Bauchschmerzen oder postinfektiösen Störungen weisen häufig eine mikrobielle Dysbalance auf. Dabei zeigen sich meist reduzierte Anteile an Bifidobakterien, eine erhöhte Entzündungsneigung sowie Störungen der Darmbarrierefunktion. Studien untermauern, dass eine gezielte Unterstützung des Mikrobioms therapeutisch sinnvoll ist: Kinder mit Reizdarmsyndrom profitieren von einer probiotisch begleiteten

Ernährung[116], beispielsweise mit *Lactobacillus rhamnosus GG*. Auch postinfektiöse Dysbiosen lassen sich durch die gezielte Gabe von Probiotika signifikant verbessern.[117] Diese Erkenntnisse unterstreichen die wichtige Rolle eines ausgewogenen Mikrobioms bei der Behandlung funktioneller und postinfektiöser Darmbeschwerden (nach Magen-Darm-Infekten) im Kindesalter. Nach Magen-Darm-Infekten (zum Beispiel Rotavirus, Norovirus) kann eine gezielte Unterstützung beispielsweise mit *Saccharomyces boulardii* hilfreich sein.

FALLBEISPIEL

Mira, vier Jahre, erhielt aufgrund einer Mittelohrentzündung ein Breitbandantibiotikum. Zwei Wochen später begann sie über häufige Bauchschmerzen und wechselnden Stuhl zu klagen. Ihre Mutter stellte die Ernährung auf ballaststoffreiche, frische Kost um und begann nach ärztlicher Beratung eine sechswöchige Kur mit einem Multispezies-Probiotikum. Bereits nach zehn Tagen besserten sich die Beschwerden deutlich. Eine anschließende Stuhlprobe zeigte, dass sich die Mikrobiomdiversität stabilisiert hatte.

Bei ansonsten gesunden Kindern ohne Beschwerden, die einmalig ein Antibiotikum erhalten haben und sich schnell wieder erholen, reicht häufig eine ausgewogene, pflanzenbetonte Ernährung aus, um das Mikrobiom zu stabilisieren. Dasselbe gilt nach kurzzeitigen Magen-Darm-Infekten, sofern sich der Stuhl rasch normalisiert und keine bleibenden Symptome auftreten. In solchen Fällen kann die natürliche Regeneration durch eine vielfältige, ballaststoffreiche Kost die Darmflora effektiv unterstützen, ohne dass zusätzliche Maßnahmen notwendig sind.

Was ein gesunder Darm braucht

Wie du oben bereits gelesen hast, ist eine gezielte »Darmkur« nicht immer nötig. Oft geschehen der Aufbau und die Stabilisierung des Mikrobioms im Alltag ganz nebenbei und natürlich. Und es ist auch tatsächlich viel entscheidender, den Darm kontinuierlich und nachhaltig zu unterstützen. So wird die »Darmkur« praktisch zum festen Bestandteil eures Lebens. Deswegen werden im Folgenden nochmals einige Maßnahmen beschrieben, die ihr als Familie ganz einfach integrieren könnt.

Maßnahme	Wirkung
Ballaststoffreiche, pflanzenbasierte Ernährung	Stimuliert Wachstum guter Darmbakterien, zum Beispiel Bifidobakterien und Laktobazillen
Fermentierte Lebensmittel (Kefir, Joghurt, Sauerkraut)	Natürliche Probiotika, unterstützen Barriere und Diversität
Spezifische Probiotika	Nachweislich wirksam bei Infektionen, Reizdarm, Antibiotika (zum Beispiel *L. rhamnosus GG, B. infantis*)
Präbiotika (zum Beispiel Inulin, Oligofruktose)	»Futter« für die »guten« Bakterien, zum Beispiel aus Topinambur, Chicorée, Hafer
Polyphenole aus Beeren, Kurkuma, grünem Gemüse	Entzündungshemmend, antimikrobiell, fördern nützliche Keime
Vitamin D und Omega-3-Fettsäuren	Wichtig für Immunmodulation, Barrierefunktion und antientzündliche Balance

Fazit für euch als Eltern: Ein gezielter Darmaufbau kann vor allem nach Belastungen des Mikrobioms, wie Antibiotikatherapien, Infekten oder bei Reizdarmsymptomen, sehr sinnvoll sein. Dabei geht es jedoch nicht um ein einzelnes »Wundermittel«, sondern um eine ausgewogene Kombination aus gesunder Ernährung, einem achtsamen Lebensstil und gegebenenfalls gezielter Mikronährstoffunterstützung. Nicht jedes Kind benötigt automatisch Probiotika, doch in bestimmten Situationen können sie eine wertvolle Ergänzung sein, um die Darmgesundheit zu fördern und Beschwerden zu lindern.

MEDIKAMENTE BEI VERDAUUNGSPROBLEMEN?

Auch wenn viele Verdauungsbeschwerden im Kindesalter gut mit Ernährung, Lebensstiländerungen und naturheilkundlicher Begleitung behandelt werden können, gibt es Situationen, in denen Medikamente sinnvoll oder notwendig sind. Doch gerade bei Säuglingen und Kleinkindern ist Vorsicht geboten, denn viele Medikamente sind nicht für diese Altersgruppe zugelassen oder nur unzureichend untersucht.

Dieses Kapitel gibt einen Überblick über die häufig eingesetzten Wirkstoffe – wann sie hilfreich sind, welche Risiken bestehen und worauf Eltern und Fachpersonen achten sollten.

Das Grundprinzip der medikamentösen Behandlung bei Kindern ist für mich ganz klar: »Kinder sind keine kleinen Erwachsenen.« Auch wenn dieser Satz oft zitiert wird, trifft er einfach genau zu. Ihr Stoffwechsel, die Reifung der Organe, die Ausstattung mit Rezeptoren und viele andere Funktionen unterscheiden sich deutlich von denen Erwachsener. Deshalb sind viele Medikamente nicht speziell für Kinder entwickelt oder zugelassen, was die sogenannte »Off-Label«-Verwendung häufig macht.

»Off-Label« bedeutet, dass Medikamente empfohlen werden, die laut ärztlicher Kenntnis und Erfahrung sinnvoll für eine bestimmte Altersgruppe oder Erkrankung sind, für diese aber nicht offiziell zugelassen sind. Dieses Vorgehen ist mit den Eltern ausführlich zu besprechen und zu entscheiden. Es gibt aber zudem viele auch für Kinder zugelassene Präparate. Dosierung, Darreichungsform und Behandlungsdauer müssen immer altersgerecht angepasst werden. Dabei gilt grundsätzlich: So wenig wie möglich, so gezielt wie nötig, um die Behandlung so sicher und schonend wie möglich zu gestalten.

Laxanzien (Abführmittel) bei Verstopfung

Sicher und etabliert bei Kindern ist vor allem Macrogol (Polyethylenglykol, meist in den Varianten PEG 3350 oder 4000). Seine Wirksamkeit und Sicherheit sind gut belegt, unter anderem in den Leitlinien der ESPGHAN (European Society for Paediatric Gastroenterology, Hepatology and Nutrition – Europäische Gesellschaft für Pädiatrische Gastroenterologie, Hepatologie und Ernährung). Macrogol kann bereits ab dem sechsten Lebensmonat bei chronischer Verstopfung eingesetzt werden. Es wird nicht vom Körper resorbiert und gilt als sehr gut verträglich. Bekannte Präparate sind zum Beispiel Movicol Junior® oder Laxbene Kids®.

Auch Lactulose oder Lactitol werden häufig verwendet und sind wirksam. Allerdings können sie öfter Blähungen verursachen, sind aber ebenfalls für eine langfristige Anwendung geeignet. Der Geschmack kann bei manchen Kindern ein Problem darstellen.

Weniger empfohlen werden Glycerinzäpfchen, die zwar kurzfristig helfen können, aber keine Dauerlösung darstellen. Medikamente wie Bisacodyl oder Natriumpicosulfat sollten bei Kindern unter vier Jahren nicht zum Einsatz kommen und nur kurzfristig bei starker Verstopfung verwendet werden. Rizinusöl sowie Anthrachinone, wie sie in Sennesblättern enthalten sind, werden wegen ihrer reizenden Wirkung und des Risikos eines Gewöhnungseffekts nicht empfohlen.

GIBT ES EINEN GEWÖHNUNGSEFFEKT BEI ABFÜHRMITTELN?

Viele Eltern befürchten, dass ihr Kind durch Abführmittel abhängig wird, dass der Darm sozusagen »verlernt«, selbst zu arbeiten. Diese Sorge ist nicht unbegründet, gilt jedoch nicht für alle Abführmittel gleichermaßen. Osmotisch wirkende Abführmittel wie Macrogol (Wirkstoff: Polyethylenglykol, zum Beispiel in Movicol®, Laxbene®) oder Lactulose (Wirkstoff: synthetisches Disaccharid aus Galaktose und Fruktose) wirken, indem sie Wasser im Darm binden und so den Stuhl aufweichen. Sie reizen die Darmwand nicht und führen bei korrekter Anwendung nicht zu einem Gewöhnungseffekt. Studien zeigen, dass Macrogol auch über viele Monate sicher bei Kindern eingesetzt werden kann, ohne dass sich der Darm daran »gewöhnt« oder seine Beweglichkeit verliert.

Anders ist das bei den stimulierenden Abführmitteln wie Sennespräparaten (Wirkstoff: Sennoside A und B, zum Beispiel in Senna®, Agiolax®), Bisacodyl (zum Beispiel in Dulcolax®) oder Natriumpicosulfat (zum Beispiel in Laxoberal®): Diese fördern aktiv die Darmbewegung durch Reizung der Darmwand. Bei längerer oder häufiger Anwendung kann sich ein echter Gewöhnungseffekt einstellen. Der Darm reagiert dann zunehmend träge auf natürliche Reize, was langfristig zu einer echten Abhängigkeit von der Wirkung des Medikaments führen kann.

Als Fazit gilt also: Osmotische Abführmittel gelten als sicher und führen nicht zur Gewöhnung. Stimulierende Abführmittel sollten nur kurzfristig und gezielt eingesetzt werden, da hier ein Gewöhnungseffekt möglich ist. Gerade deshalb ist es so wichtig, die Ursachen von Verstopfung immer ganzheitlich zu betrachten und Medikamente nur als Teil eines umfassenden Therapieplans zu sehen, nicht als Dauerlösung.

Entschäumer und Mittel gegen Blähungen

Simeticon beziehungsweise Dimeticon wirkt als entschäumendes Mittel und bekämpft Gasansammlungen im Darm auf rein physikalische Weise. Es wird vom Körper nicht resorbiert und gilt als sehr gut verträglich. Bekannte Präparate sind zum Beispiel Sab Simplex® oder Lefax®. Obwohl Simeticon-haltige Präparate wie Sab Simplex® oder Lefax® häufig bei Säuglingsblähungen und Koliken eingesetzt werden, ist ihre Wirksamkeit wissenschaftlich nicht eindeutig belegt. Systematische Übersichtsarbeiten zeigen keinen klaren Nutzen bei Koliken. Zudem enthalten manche Präparate bedenkliche Hilfsstoffe wie Konservierungsmittel (zum Beispiel Benzalkoniumchlorid), Süßstoffe oder Spuren von Alkohol, die insbesondere für sehr kleine Kinder nicht unbedenklich sind. Aus ganzheitlicher Sicht ist zu bedenken, dass diese Mittel Symptome überdecken können, ohne die eigentlichen Ursachen anzugehen, zum Beispiel Trinktechnik, unausgereifte Verdauung, Dysbiose oder Stress. Daher sollte ihre Anwendung gut abgewogen und nicht zur routinemäßigen Dauerlösung werden. Obwohl die Studienlage nur geringe Evidenz für die Wirksamkeit zeigt, berichten viele Eltern von einer spürbaren Besserung der Symptome.

Mein Fazit dazu: Ja, ihr könnt diese Mittel für euer Baby benutzen, wenn ihr wollt. Bedenkt aber, dass sie als Medikament wohldosiert eingesetzt werden sollten. Wir haben bei unserem Sohn immer andere Maßnahmen wie Massagen oder Tragen gemacht, und das war ausreichend. Unser Sohn hatte aber auch nicht so stark mit Blähungen zu kämpfen. Jedes Kind ist aber anders, daher kann ich durchaus verstehen, dass Eltern diese Medikamente nutzen. Vergesst aber nicht die anderen ergänzenden Maßnahmen.

Mittel gegen Durchfall

Orale Rehydratationslösungen (ORS) sind der Goldstandard bei Durchfallerkrankungen. Sie sind zwar keine Medikation im klassischen Sinne, aber unverzichtbar, um eine Austrocknung zu verhindern. Die Zusammensetzung ist weltweit standardisiert. Vielleicht kennst du die Produkte Elotrans® oder Perenterol®. Diese sind relativ bekannt, es gibt aber natürlich auch andere Hersteller und Produkte.

Saccharomyces boulardii, eine medizinische Hefe, hat sich als wirksam bei infektiösem Durchfall erwiesen und eignet sich auch zur Vorbeugung während einer Antibiotikatherapie. Sie ist sicher ab dem Säuglingsalter und gut untersucht.

Probiotika wie *Lactobacillus GG* oder *Bifidobacterium lactis* zeigen in Studien positive Effekte bei Virusdiarrhö, beispielsweise durch Rotaviren, jedoch profitieren nicht alle Kinder gleichermaßen. Wichtig ist, dass nur bestimmte Bakterienstämme tatsächlich wirksam sind.

Racecadotril wirkt sekretionshemmend, ohne die Darmbewegung zu beeinträchtigen. Es ist in Europa für Kinder ab drei Monaten zugelassen und kann den Durchfall verkürzen, vor allem in Kombination mit ORS. Allerdings ist Racecadotril keine Standardtherapie, da Langzeitwirkungen auf das Mikrobiom kaum erforscht sind. Zudem wurden Nebenwirkungen wie Erbrechen, Bauchschmerzen oder Hautausschläge beobachtet. Die französische Arzneimittelbehörde ANSM warnte 2019 vor seltenen, aber schwerwiegenden allergischen Reaktionen, vor allem bei Säuglingen. Aus meiner Sicht als Ärztin würde ich Racecadotril bei meinem eigenen Kind nicht standardmäßig einsetzen, sondern auf die bewährte ORS-Therapie setzen. Dieses Vorgehen empfiehlt im Übrigen auch die WHO (siehe Seite 73).

Nicht empfohlen wird Loperamid (Imodium®) bei Kindern unter zwei Jahren, da es schwere Nebenwirkungen wie Verlangsamung der Atmung, Darmverschluss (Ileus), Somnolenz (Schläfrigkeit/Benommenheit) oder ZNS-Toxizität (Schäden am Gehirn) verursachen kann. In Deutschland ist es erst ab zwölf Jahren zugelassen. Loperamid unterdrückt zudem die natürliche Ausscheidung von Krankheitserregern, was die Infektion verlängern oder verschlimmern kann, besonders bei bakteriellen oder viralen Erkrankungen. Die US-amerikanische Zulassungsbehörde FDA und das Bundesinstitut für Arzneimittel und Medizinprodukte (BfArM) warnen vor unsachgemäßem Einsatz bei Kindern, vor allem bei Dehydratation oder Unterernährung. Auch bei älteren Kindern sollte Loperamid nur in Ausnahmefällen und unter ärztlicher Aufsicht angewendet werden.

Akuter Durchfall ist meist eine sinnvolle Schutzreaktion des Darms, um Erreger auszuscheiden. Gefährlich wird er, wenn Säuglinge oder Kleinkinder Flüssigkeitsverluste nicht ausgleichen können. Daher steht gute Hydratation im Vordergrund, nicht das sofortige Stoppen des Durchfalls.

Protonenpumpenhemmer oder Antazida

Protonenpumpenhemmer (PPI) wie Omeprazol oder Esomeprazol sollten nur bei einem diagnostizierten gastroösophagealen Reflux mit Komplikationen eingesetzt werden. Häufig werden sie jedoch bei einem bloßen Refluxverdacht verordnet, was besonders bei Säuglingen nicht sinnvoll ist.

Als Ärztin bin ich persönlich kein Freund von PPI. Das liegt vor allem daran, dass eine gesunde Magensäure eine wichtige Rolle bei der körpereigenen Abwehr spielt. Studien zeigen, dass PPI das Mikrobiom verändern können, und zwar nicht nur im Magen, sondern auch im Darm. Diese Veränderung kann das Risiko für Infektionen erhöhen, beispielsweise für Magen-Darm-Erkrankungen, Clostridioides-difficile-Infektionen oder auch Atemwegsinfekte. Außerdem kann die verminderte Magensäure die Aufnahme wichtiger Nährstoffe wie Eisen, Magnesium, Kalzium, Vitamin B12 und Zink beeinträchtigen. Gerade bei längerer Einnahme können solche Mängel entstehen, was für Kinder in der Wachstums- und Entwicklungsphase problematisch ist.

Oft werden PPI bei Refluxsymptomen im Säuglingsalter vorschnell verordnet, obwohl viele dieser Symptome physiologisch sind oder andere Ursachen haben, wie Unreife, Überfütterung, funktionelle Unruhe oder Stress. Studien[118] zeigen, dass PPI bei unspezifischen Refluxsymptomen nicht besser wirken als Placebos, besonders bei weinenden oder unruhigen Babys ohne nachweisbare Ösophagitis. Darüber hinaus weist eine dänische Kohortenstudie[119] auf einen Zusammenhang zwischen früher PPI-Gabe und einem erhöhten Allergierisiko im Kindesalter hin, darunter Nahrungsmittelallergien und Asthma.

Deshalb gilt, dass PPI nur nach gesicherter Indikation, zeitlich begrenzt und unter engmaschiger ärztlicher Kontrolle eingesetzt werden sollten. Mein persönlicher Tipp für größere Kinder mit Refluxbeschwerden ist Heilerde als sanfte Alternative.

Sogenannte Antazida, also aluminium- oder magnesiumhaltige Präparate, sind für Säuglinge nicht geeignet. Sie bergen das Risiko von Elektrolytverschiebungen und einer unerwünschten Aluminiumaufnahme. Außerdem können sie bei längerem Gebrauch die natürliche Magensäurebalance negativ beeinflussen.

Eine weitere Option bei vielerlei Bauchbeschwerden ist Iberogast®, heute als *Iberis-amara*-Mischung rezeptfrei ab drei Jahren erhältlich. Das ist eine Kombination aus neun Heilpflanzen wie Bitterer Schleifenblume *(Iberis amara)*, Kamille, Kümmel, Pfefferminze, Süßholz, Schöllkraut, Melisse, Mariendistel und Engelwurz. Studien[120] und Erfahrungsmedizin zeigen, dass Iberogast krampflösend wirkt, die glatte Muskulatur von Magen und Darm entspannt, entzündungshemmend und schleimhautschützend wirkt, die Motilität fördert und die Magenentleerung unterstützt. Es wird bei funktionellen Bauchbeschwerden, Reizmagen, leichten Refluxsymptomen und Völlegefühl eingesetzt.

Während bei Erwachsenen die Wirksamkeit teilweise mit chemischen Medikamenten vergleichbar ist und eine gute Verträglichkeit besteht, sind die Daten für Kinder noch begrenzt. Die Anwendung gilt jedoch als risikoarm und verträglich, vor allem ab dem dritten Lebensjahr. Wichtig ist, dass Iberogast nicht für Säuglinge geeignet ist. Hier sollten andere Maßnahmen wie Stillmanagement, Lagerung und eine begleitende Mikrobiompflege im Vordergrund stehen. Auch pflanzliche Mittel sollten nicht dauerhaft, sondern gezielt und nur bei Bedarf eingesetzt werden.

Spasmolytika

Mebeverin und Butylscopolamin (Buscopan®) kommen in Einzelfällen bei älteren Kindern mit funktionellen Bauchkrämpfen zum Einsatz. Für Säuglinge sind diese Medikamente jedoch nicht zugelassen. Mögliche Nebenwirkungen umfassen Mundtrockenheit, Müdigkeit, Kreislaufprobleme und Harnverhalt, insbesondere bei einer Überdosierung. Daher sollten sie nur vorsichtig und unter ärztlicher Aufsicht verwendet werden.

Antibiotika

Antibiotika sollten bei Kindern nur dann eingesetzt werden, wenn eine klare Indikation vorliegt. Die meisten Durchfallerkrankungen und Infektionen im Kindesalter sind durch Viren bedingt, gegen die ein Antibiotikum wirkungslos ist und stattdessen mehr Schaden anrichten kann. Eine antibiotische Behandlung kann das Mikrobiom erheblich stören und aus dem Gleichgewicht bringen (siehe Seite 113). Selbst bei bakteriellen Infektionen wie Salmonellen oder *Campylobacter* ist eine Antibiotikatherapie häufig nicht angezeigt, da sie den Krankheitsverlauf meist nicht verbessert, aber das Risiko für postinfektiöse Komplikationen wie ein Reizdarmsyndrom erhöhen kann. Daher sollte der Einsatz von Antibiotika stets sorgfältig abgewogen werden.

Medikamentengruppe	Sicher bei Kindern?	Bemerkung
Macrogol	Ja, ab 6. Monat	Mittel der Wahl bei Verstopfung
Simeticon	Ja, ab Geburt	Bei Blähungen, keine systemische Wirkung
Probiotika (spezifisch)	Ja, je nach Stamm	Zum Beispiel *LGG, S. boulardii* bei Durchfall
Racecadotril	Ja, ab 3 Monaten	Bei Durchfall als Ergänzung
Loperamid	Nein	Nicht bei Kindern unter 2 Jahren, mit Vorsicht bei Älteren
Protonenpumpeninhibitoren wie Pantoprazol oder Omeprazol	Nur bei klarer Reflux-Diagnose und wenn andere Methoden unwirksam sind	Nicht bei unkompliziertem Reflux
Spasmolytika	Nur im Einzelfall	Nicht bei Säuglingen

Übersicht der schulmedizinischen Mittel

Medikamente bei Verdauungsproblemen im Kindesalter sind sinnvoll, wenn sie gezielt und altersgerecht eingesetzt werden. Viele Beschwerden wie Blähungen oder Verstopfung gehören zur Reifung des kindlichen Verdauungssystems dazu und brauchen oft eher Zeit und Begleitung als Medikamente. Wirkstoffe wie Macrogol oder Simeticon gelten als sicher, andere sollten nur gezielt eingesetzt werden. Medikamente lindern Symptome, lösen aber selten die Ursache. Gute Therapie bedeutet, das richtige Maß zwischen Abwarten, Unterstützen und gezieltem Behandeln zu finden.

Die Nachfrage nach natürlichen Mitteln für kindliche Verdauungsprobleme ist groß und sie ist nachvollziehbar. Eltern möchten möglichst sanft, nebenwirkungsarm und ursachenorientiert helfen. Gleichzeitig ist der Markt voll mit Produkten: von Tees über Tropfen bis zu Kügelchen. Doch was davon ist wirklich hilfreich und sicher? Und was ist möglicherweise sogar kontraproduktiv?

Heilpflanzen für den Darm

Fenchel, Anis und Kümmel, häufig in Teemischungen verwendet kommen vor allem bei Blähungen, Koliken und milden Magen-Darm-Krämpfen zum Einsatz. Diese Heilpflanzen wirken entblähend und krampflösend, wobei ihre mild spasmolytische Wirkung gut dokumentiert ist. Die Anwendung ist bei Kindern in der Regel unproblematisch, insbesondere als Tee. Wissenschaftliche Studien[121] zeigen, dass Fenchelöl – zum Einreiben, als Auflage oder Wickel oder auch als Tee mit dem ätherischen Öl – effektiv dazu beitragen kann, Darmkrämpfe zu lösen.

Wichtig ist jedoch zu beachten, dass Tees bei voll gestillten Säuglingen keine geeignete Option sind (siehe Seite 147). Mein persönlicher Tipp: Für Säuglinge eignet sich Fenchel-Anis-Kümmel-Massageöl hervorragend zur sanften Bauchmassage. Das haben wir regelmäßig in der Babyzeit gemacht. Ätherische Öle, die äußerlich als Bauchmassageöl eingesetzt werden, haben sich ebenfalls bewährt. Eine Bauchmassage mit verdünntem Fenchel-, Kümmel- oder Lavendelöl wirkt entkrampfend, beruhigend und fördert die Darmperistaltik. Kleine Studien zeigen einen positiven Effekt bei Koliken, indem Blähungen bei Neugeborenen durch Aromamassagen gelindert werden. Dabei ist es sehr wichtig, die ätherischen Öle stark zu verdünnen – etwa ein Tropfen ätherisches Öl auf 20 Milliliter Trägeröl wie Mandelöl. Eine unverdünnte oder innerliche Anwendung ist unbedingt zu vermeiden.

Kamille wirkt beruhigend auf die Magen-Darm-Schleimhaut und besitzt eine leicht entzündungshemmende Wirkung. Sie ist gut verträglich und wird bei milden Magenschmerzen oder begleitend bei Durchfall empfohlen.

Melisse und Lavendel kommen vor allem bei nervösen Bauchschmerzen zum Einsatz, wie sie beispielsweise vor der Schule auftreten können. Studien belegen ihre angstlösende und beruhigende Wirkung, die durch eine Aktivierung des GABAergen Systems vermittelt wird.[122] Diese Heilpflanzen werden häufig als Tee oder Tropfen verwendet, oft auch in Kombination, etwa in sogenannten »Bauchwohl«-Mischungen.

Bitterstoffe aus Heilpflanzen wie Artischocke oder Enzian regulieren über Bitterrezeptoren die Verdauung. Viele Heilpflanzen wie Fenchel oder Kamille beeinflussen zudem das Mikrobiom und die Darm-Hirn-Achse sanft regulierend. Ihre Stärke liegt in der vielseitigen, milden Wirkung – vorausgesetzt, sie werden altersgerecht und gezielt eingesetzt.

Kräutertees bei Babys und Kindern

Viele Eltern greifen zu Tees. In der Praxis werden Kräutertees oft als sanfte Hausmittel zur Linderung von Beschwerden eingesetzt, vor allem bei Blähungen, Koliken, Unruhe, Erkältungssymptomen oder zur Förderung der Verdauung. Tees wirken niedrig dosiert, gelten als natürlich und werden in vielen Kulturen seit Generationen verwendet. Doch wie steht es um die Sicherheit, Wirksamkeit und Evidenz?

Wichtiger Hinweis vorweg: Im ersten Lebenshalbjahr sollten Tees nur nach ärztlicher Rücksprache und bei konkretem Bedarf gegeben werden. Ich empfehle Tee in der Regel im ersten Lebenshalbjahr nicht, da große Flüssigkeitsmengen die Nährstoffaufnahme verdrängen können. Nach Beginn der Beikost können Kräutertees gelegentlich als mildes Hausmittel zum Einsatz kommen, besonders bei Infekten, Bauchschmerzen oder Unruhe – aber stets in kleiner Menge und altersgerecht dosiert:

- **Fenchel, Kümmel und Anis** sind die klassischen Hausmittel bei Bauchschmerzen im Kindesalter. Besonders Fenchel enthält ätherische Öle wie Anethol, die krampflösend auf die Darmmuskulatur wirken. Eine placebokontrollierte Studie mit 125 Säuglingen zeigte, dass Fenchelöl das Schreiverhalten bei Dreimonatskoliken signifikant reduziert.[123] Die Kombination mit Anis und Kümmel hat sich in der Praxis vielfach bewährt – gemeinsam wirken sie blähungslösend, entspannend und mild entzündungshemmend.
- **Hinweis:** Wie schon erwähnt sollten Fenchel und ähnliche Teemischungen im Säuglingsalter jedoch nur zurückhaltend angewendet werden. Leitlinien wie die der ESPGHAN warnen vor potenziellen Risiken wie Überdosierung, Verunreinigungen und fehlenden standardisierten Dosierungen. Genauere Informationen und eine Einschätzung der Risiken findest du im nächsten Abschnitt.
- **Kamille** ist eine weitere bewährte Heilpflanze bei Magen-Darm-Beschwerden. Sie wirkt nachweislich entzündungshemmend, beruhigend und krampflösend. In Kombination mit Fenchel konnte Kamille in einigen Studien zur Linderung von Koliken beitragen und so Babys und Eltern Erleichterung verschaffen. Allerdings solltest du bei einer bekannten Allergie gegen Korbblütler vorsichtig sein und Kamillentee nur nach ärztlicher Rücksprache einsetzen, um allergische Reaktionen zu vermeiden.

- **Melisse, Lavendel und Lindenblüten** sind ebenfalls beliebte Pflanzen bei Beschwerden im Magen-Darm-Bereich und bei nervöser Unruhe. Melisse wird eine angstlösende und schlaffördernde Wirkung zugeschrieben[124] und sie kann besonders bei Kindern mit Einschlafproblemen hilfreich sein. Lavendel wird oft in Teemischungen verwendet, um beruhigend zu wirken, allerdings sollte er bei Kindern nur sparsam eingesetzt werden, besonders wenn es um ätherische Öle geht, da diese vorsichtig dosiert werden müssen. Lindenblüten haben eine leicht schweißtreibende und beruhigende Wirkung, weshalb sie sich gut bei fieberhaften Infekten eignen.

VORSICHTSMASSNAHMEN

Beim Einsatz von Tees bei Säuglingen und Kleinkindern sollten einige Risiken und Vorsichtsmaßnahmen beachtet werden. Wichtig ist, dass die Tees nicht gesüßt werden, da Zucker Karies fördern kann und eine ungünstige Geschmacksprägung begünstigt. Im ersten Lebensjahr sollte auch niemals mit Honig gesüßt werden. Die Menge sollte begrenzt bleiben: Im ersten Lebensjahr sind maximal ein bis zwei kleine Portionen von ungefähr 30 bis 50 Millilitern pro Tag empfehlenswert. Bei voll gestillten oder ausschließlich mit Pre-Nahrung ernährten Säuglingen sollten Tees nur bei tatsächlichem Bedarf gegeben werden.

Auch die Zubereitung ist entscheidend. Tee sollte immer frisch aufgegossen und erst nach dem Abkühlen angeboten werden. Eine längere Aufbewahrung in Thermoskannen ist zu vermeiden, da dies die Qualität beeinträchtigen kann. Achte zudem auf eine gute Bioqualität, damit der Tee frei von Pestiziden und schädlichen Pyrrolizidinalkaloiden ist. Schließlich sollten vor allem bei Kamille oder Fenchel mögliche allergische Reaktionen genau beobachtet werden. Kräutertees sind auf keinen Fall Ersatz für Muttermilch oder Säuglingsnahrung, wie leider schon oft empfohlen, insbesondere im ersten Lebenshalbjahr. Jede zusätzliche Flüssigkeit kann die Nährstoffzufuhr »verwässern«. Zudem beeinflussen früh eingeführte süßlich schmeckende Tees, wie zum Beispiel Fenchel, das Geschmackserleben und spätere Essverhalten.

Trotz allem können Kräutertees eine sinnvolle symptomatische Unterstützung bei leichten Beschwerden darstellen, wenn sie verantwortungsvoll eingesetzt werden. Studien zeigen vor allem für Fenchel und Kamille eine Wirkung bei Koliken, Melisse bei Unruhe. Sie gehören jedoch nicht in die tägliche Routine und sind kein »Beruhigungsmittel«. Im Endeffekt solltest du Arzneitees auch so einsetzen – also wie ein Medikament: So wenig wie möglich, so viel wie nötig.

Probiotika

Probiotika sind wahre Allrounder für das kindliche Mikrobiom. Sie sind – kurz erklärt – lebende Bakterien, die einen positiven Effekt auf die Darmgesundheit haben. Probiotika können in verschiedenen Situationen besonders sinnvoll sein, um das kindliche Mikrobiom zu unterstützen. Nach einer Antibiotikatherapie helfen sie bei der Regeneration der Darmflora, die durch die Medikation oft stark gestört ist (siehe Seite 113). Darüber hinaus gibt es gute wissenschaftliche Daten[125], die auf einen präventiven Nutzen von Probiotika bei Neurodermitis und Allergien hinweisen, vor allem wenn sie bereits während der Schwangerschaft und Stillzeit eingesetzt werden. So leisten Probiotika in verschiedenen Bereichen einen wertvollen Beitrag zur Stärkung des kindlichen Immunsystems und einer gesunden Darmflora. Aber Achtung: Nicht jedes »Probiotikum« im Drogeriemarkt ist gleich. Nur klar definierte, wissenschaftlich geprüfte Stämme sind sinnvoll.

In der Tabelle werden die Bakterienstämme dargestellt, die sich in bisherigen wissenschaftlichen Studien als wirkungsvoll erwiesen haben.

Probiotikum-Stamm	Anwendungsgebiet	Evidenz
Lactobacillus reuteri DSM 17938	Koliken, Reizdarm, Mikrobiom	Gut untersucht
Saccharomyces boulardii	Akute Diarrhö, antibiotika-assoziiert	Sicher und effektiv
Lactobacillus rhamnosus GG (LGG)	Durchfall, atopische Erkrankungen	Vielfach getestet, wirksam, sicher, effektiv
Bifidobacterium lactis BB-12	Darmregulation, Immunmodulation	Sicher

Homöopathie und Anthroposophie

Die Evidenzlage zur Homöopathie ist wissenschaftlich umstritten. Studien zeigen bislang keine Wirkung, die über den Placeboeffekt hinausgeht. Ich persönlich als Ärztin empfehle keine homöopathischen Mittel, da die Kügelchen meist aus reinem Zucker bestehen und ihre Wirksamkeit stark umstritten ist. Stattdessen bevorzuge ich pflanzliche Präparate mit besserer wissenschaftlicher Grundlage. In akuten Fällen sollten immer evidenzbasierte Mittel zum Einsatz kommen.

Anthroposophische Präparate, wie zum Beispiel Carum-carvi-comp.-Zäpfchen, werden von vielen Eltern ergänzend eingesetzt. Subjektive Erfahrungsberichte, insbesondere von Eltern und Hebammen, sprechen von positiven Effekten bei Regulationsstörungen, Einschlafproblemen und Unruhe. Wer möchte, kann natürlich anthroposophische oder homöopathische Präparate ergänzend und nur in Absprache mit der Kinderärztin oder dem Kinderarzt verwenden. Es ist eure Entscheidung.

Weitere ganzheitliche Ansätze

Osteopathie wird häufig bei Koliken und funktionellen Bauchschmerzen eingesetzt. Die Studienlage ist zwar gemischt, zeigt aber tendenziell positive Effekte für bestimmte Indikationen, wobei die fachlichen Fähigkeiten der Therapeutin oder des Therapeuten eine wichtige Rolle spielen. Studien[126] konnten eine signifikante Besserung der Koliksymptome nach osteopathischer Behandlung nachweisen.

Akupressur und Akupunktur werden vor allem bei älteren Kindern angewandt, beispielsweise bei funktionellen Bauchschmerzen, Reizdarm und Ängsten. Studien[127] zeigten, dass Akupunktur kindliche Bauchschmerzen lindern kann. Obwohl die Studien klein sind, sind die Ergebnisse vielversprechend.

Kinderyoga, Massagen und Wärmeanwendungen unterstützen ebenfalls die Behandlung. Studien belegen, dass Yogaübungen und Atemtechniken die Darmmotilität verbessern können. Gerade bei funktionellen Beschwerden wie Reizdarm oder chronischer Verstopfung sind diese Methoden hilfreich. Eltern können zudem sanfte Bauchatmung und Bauchstreichungen als tägliches Ritual in den Alltag ihrer Kinder integrieren.

Praktische Anwendungen

- **Bauchwickel mit Kümmelöl oder Fenchelöl:** Bei Blähungen, Krämpfen, Unruhe oder Koliken kannst du ätherische Öle sehr sanft anwenden. Verdünne dazu einen Tropfen ätherisches Kümmel- oder Fenchelöl in 20 Milliliter Trägeröl, zum Beispiel Mandelöl. Achte dabei unbedingt auf gute Bioqualität der Öle! Reibe dann ein Baumwolltuch mit dem Öl ein, lege es auf den Bauch deines Kindes und bedecke es mit einem Wärmekissen. Lass den Wickel etwa 15 bis 20 Minuten wirken und beobachte dein Kind dabei genau, damit es sich wohlfühlt. Diese Wickel wirken krampflösend, entblähend und beruhigend auf das enterische Nervensystem.

- **Leberwickel mit Schafgarbe:** Bei Verstopfung, Völlegefühl oder trägem Stoffwechsel kannst du Schafgarbentee ganz einfach als Wickel anwenden. Brühe dafür 2 Teelöffel Schafgarbe auf 200 Milliliter Wasser auf, tränke ein Tuch darin und wringe es gut aus. Lege das warme, aber nicht heiße Tuch auf die Leberregion im rechten Oberbauch. Decke es dann mit einem Handtuch und einer Wärmekompresse ab. Lass den Wickel für 20 bis 30 Minuten einwirken und achte darauf, dass dein Kind sich dabei wohlfühlt. Dieser Wickel wirkt entgiftend, durchblutungsfördernd und anregend auf das Leber-Galle-System.
- **Heilerde-Anwendung bei Durchfall oder Reizdarm:** Bei leichtem Durchfall, Reizdarmbeschwerden oder Aufblähungen kannst du Heilerde verwenden. Ab einem Alter von einem Jahr gibst du dafür einen halben Teelöffel Heilerde in etwas Wasser und lässt dein Kind ein- bis zweimal täglich zwischen den Mahlzeiten davon trinken. Ab einem Alter von sechs Jahren ist auch ein ganzer Teelöffel möglich, allerdings solltest du Heilerde nur kurweise anwenden. Er bindet Toxine (Gifte) und Gase, reguliert den Säure-Basen-Haushalt und wirkt lokal entzündungshemmend.
- **Kamillenkompresse auf den Bauch:** Bei Bauchkrämpfen, Nervosität oder Schlafproblemen mit Bauchbeschwerden kannst du Kamillentee verwenden. Brühe den Kamillentee auf, tränke ein Tuch darin und wringe es aus. Lege das warme Tuch auf den Bauch, decke es mit einer trockenen Schicht und einer Wärmflasche ab. Lass es 15 bis 20 Minuten einwirken. Kamille wirkt krampflösend, entzündungshemmend sowie beruhigend.
- **Fußwickel mit Lavendel bei Unruhe und Bauchweh:** Bei funktionellen Bauchschmerzen mit Anspannung und Einschlafproblemen kannst du Lavendeltee verwenden. Bereite den Lavendeltee zu und tränke zwei Baumwolltücher darin. Wickle die warmen Tücher um beide Füße und fixiere sie mit trockenen Tüchern. Lass das Ganze etwa 10 bis 15 Minuten wirken. Das hat eine beruhigende, angstlösende Wirkung und hilft, über die Reflexzonen zu regulieren.
- **Anis-Fenchel-Kümmel-Tee (ab 6 Monaten):** Bei Blähungen, Unruhe und leicht schleppender Verdauung nimmst du eine Prise der Teemischung und gibst sie auf 100 Milliliter heißes Wasser. Lass den Tee fünf bis zehn Minuten ziehen und biete ihn deinem Kind mehrmals täglich in kleinen Schlucken an. Der Tee wirkt entblähend, krampflösend und fördert die Verdauung.

Wichtig: Bei ätherischen Ölen gilt immer, dass du nur für Säuglinge geeignete Öle in sehr starker Verdünnung verwendest. Bitte benutze ätherische Öle niemals pur. Außerdem sollte du während der Anwendungen auf dein Kind achten. Jedes Kind ist individuell. Die Anwendung sollte für dein Kind angenehm sein. Und: Naturheilkundliche Anwendungen ersetzen keine Diagnostik. Bei anhaltenden oder wiederkehrenden Beschwerden ist immer eine ärztliche Abklärung nötig. Aber Wärme und Zuwendung sind nicht zu unterschätzen.

BABYMASSAGE

Viele Eltern und auch Kinder lieben Massagen. Eine Babymassage hat durchaus positive Effekte. Sie stimuliert den Vagusnerv und fördert die parasympathische Aktivierung (also Ruhe und Verdauung), hilft bei der Regulation der Darm-Hirn-Achse und reduziert Stress, führt zur Oxytocinfreisetzung, was die Bindung und das Wohlgefühl für Eltern und Kind stärkt, und unterstützt das Mikrobiom durch die Bewegung, was wie eine Massage für die Darmwand wirkt. Prinzipiell kannst du die Massage täglich machen, sofern dein Kind das mag (nicht alle Kinder mögen das, und das ist auch in Ordnung). Idealerweise machst du die Massage nach dem Baden, wenn das Baby wach und entspannt ist. Du solltest nicht direkt nach dem Stillen/Füttern massieren, aber dein Kind sollte auch nicht hungrig sein. Ganz wichtig: Massiere, wenn dein Baby bereit ist. Achte auf die Signale: Ruhiger Blick, entspannter Körper, Interesse. Wenn das Baby weint, sich abwendet oder verspannt, dann breche lieber ab.

So bereitest du die Massage vor:

- Raumtemperatur angenehm warm (22 bis 24 Grad Celsius)
- Ruhige Atmosphäre (kein grelles Licht, keine Hektik)
- Weiches Handtuch oder Unterlage
- Hautfreundliches, natürliches Öl wie beispielweise Mandel-, Jojoba- oder spezielles Babymassageöl, gegebenenfalls mit 1 Tropfen Kümmelöl pro 20 Milliliter bei Blähungen. Bitte prüfe vorher die Verträglichkeit.
- Hände waschen, Ringe und Schmuck ablegen, Hände leicht anwärmen

Die Massage – Schritt für Schritt:

1. **Kontakt aufnehmen (circa 1 Minute):** Lege deine warmen Hände sanft auf Babys Bauch. Halte für einen Moment inne, atme tief und ruhig. Dein Baby spürt deine Stimmung. Vielleicht sprichst du leise mit ihm.
2. **Sonnenkreis (5 bis 6 Wiederholungen):** Kreise mit der flachen Hand im Uhrzeigersinn um den Nabel herum. Beginne oberhalb des Bauchnabels, fahre sanft im Bogen zur rechten Seite (aus deiner Sicht), dann nach unten und wieder hoch. Dies entspricht dem Verlauf des Dickdarms und unterstützt die Darmbewegung.
3. **Wasserrad (3 bis 5 Wiederholungen):** Streiche mit beiden Händen abwechselnd in fließender ruhiger Bewegung ohne Druck vom Rippenbogen nach unten zur Leistengegend wie ein kleines Wasserrad. Das hilft bei Verstopfung und fördert das Entweichen von Luft.
4. **»I love you«-Streichung (3 bis 5 Wiederholungen):** Streiche mit der rechten Hand ein »I« auf die linke Bauchseite deines Babys (vertikal von oben nach unten). Danach ein »L« (oben quer, dann vertikal runter) auf Babys rechter Seite. Dann ein umgedrehtes »U« (linke Seite nach oben, quer rüber und rechts runter). Diese Abfolge folgt dem Verlauf des Darms und stimuliert die Peristaltik auf liebevolle Weise.
5. **Kleines Fahrrad (1 bis 2 Minuten):** Halte die Füße deines Babys locker in der Hand und bewege die Beinchen abwechselnd in Fahrradbewegungen. Optional kannst du die Beinchen zusammen leicht zum Bauch drücken (wenn dein Baby das mag). Das löst oft Luft, regt die Verdauung an und macht den meisten Babys viel Spaß!
6. **Ausklang – Halten und Kuscheln:** Lege deine Hände nochmals auf den Bauch und halte Blickkontakt. Wickle dein Baby dann sanft in eine weiche Decke und kuschelt. Nähe und Geborgenheit wirken jetzt nach.

Ich selbst fand Babymassage immer großartig und wollte das unbedingt mit meinem Sohn machen – aber er mochte es gar nicht und hat nur geweint. Was ich damit sagen will: Es muss zu euch passen. Nicht jedes Baby findet Babymassage schön, auch viele Babys in meinem Freundeskreis mochten es nicht. Hört auf euch, euer Kind und euer Bauchgefühl. Es gibt viele andere Möglichkeiten, schöne gemeinsame Zeit zu verbringen und die Bindung zu stärken.

DEINE HAUSAPOTHEKE

Eine gut ausgestattete Hausapotheke ist gerade bei Magen-Darm-Problemen im Kindesalter besonders wichtig. Gerade bei Durchfall, Verstopfung oder Bauchschmerzen möchten Eltern schnell und sicher helfen können, ohne sofort in die Arztpraxis rennen zu müssen. Und das heißt jetzt nicht, dass du 10 000 Medikamente und Dinge daheim haben musst. Ich bin kein riesiger Freund von großen Hausapotheken, denn oft laufen die Medikamente ab oder man verliert den Überblick. Außerdem geht es auch ins Geld. Es kommt viel eher darauf an, bewährte und gut verträgliche Mittel griffbereit zu haben, die Symptome lindern und das Wohlbefinden der Kinder fördern – immer angepasst an das Alter und die individuellen Bedürfnisse.

Hausapotheke für Babys von Geburt bis 6 Monate

Problem	Schulmedizinisch	Naturheilkundlich	Hinweise
Blähungen oder Koliken	Eventuell *Lactobacillus reuteri* (zum Beispiel BiGaia), bei sehr starken Beschwerden ärztlich abklären	Bauchmassage mit Fenchel-Kümmel-Öl (1 Tropfen auf 20 Milliliter Mandelöl), Kirschkern- oder Hirsekissen, Carum-carvi-comp.-Zäpfchen, »Fahrrad fahren« mit den Beinchen	Keine Tees oder Zuckerwasser geben
Verstopfung	Nur bei ärztlicher Rücksprache: Lactulose oder Einlauf	Wärme, Bauchmassage, eventuell Mikroklistier (zum Beispiel Babylax)	Keine Zäpfchen oder Einläufe ohne ärztliche Rücksprache
Durchfall	Probiotika: *L. rhamnosus GG*, *S. boulardii*	Stillen weiterführen	Keine Stopfmittel wie Möhrenpüree
Übelkeit oder Erbrechen	Arztbesuch bei Anzeichen von Dehydration	Stillen häufiger anbieten	Gefahr der Austrocknung sehr hoch in diesem Alter!

Hausapotheke für Säuglinge und Kleinkinder von 6 Monaten bis 2 Jahren

Problem	Schulmedizinisch	Naturheilkundlich	Hinweise
Blähungen	Probiotikum (zum Beispiel *L. reuteri*) bei anhaltenden Beschwerden	Kümmelöl äußerlich, Fencheltee (kleine Mengen, siehe Seite 54), Wärme (Kirschkernkissen)	Blähende Beikost (zum Beispiel Kohlgemüse) reduzieren
Verstopfung	Lactulose (sollte nur mit ärztlicher Rücksprache gegeben werden), Macrogol bei chronischer Obstipation	Pflaumenmus, Wasseraufnahme fördern, Ballaststoffe erhöhen (zum Beispiel Hafer), Bewegung	Keine harten Zäpfchen. Das kann traumatisieren.
Durchfall	Probiotika (zum Beispiel *S. boulardii, L. GG*)	Karottensuppe nach Moro, Banane, Rehydratation durch ORS (Oral Rehydration Solution)	Kein Cola oder Zwieback (siehe Seite 175)
Übelkeit oder Erbrechen	Vomex (Dimenhydrinat) nur bei sehr starkem Erbrechen und unter ärztlicher Kontrolle	Flüssigkeit löffelweise anbieten, Ingwertee	Auf Zeichen von Austrocknung achten

In den ersten beiden Lebensjahren steht bei der Hausapotheke nicht die Vielfalt, sondern die Sicherheit, Einfachheit und Schonung des kindlichen Systems im Vordergrund. Der Darm, das Nervensystem und die Entgiftungsmechanismen sind noch unreif, weshalb jede Maßnahme möglichst sanft, niedrig dosiert und gut erprobt sein sollte. Aus ärztlicher Sicht gilt: Flüssigkeitsausgleich, Beobachtung und Regulation sind wichtiger als schnelle Symptombekämpfung. Als Mutter weiß ich, wie beruhigend es ist, wenige, aber bewährte Mittel zur Hand zu haben und nicht bei jedem Symptom eingreifen zu müssen. Naturheilkundliche Maßnahmen wie Wärme, äußere Anwendungen und einfache Nahrungsmittel haben in diesem Alter einen besonders hohen Stellenwert. Medikamente sollten nur gezielt, zeitlich begrenzt und nach klarer Indikation eingesetzt werden. Der Fokus liegt darauf, den Körper zu unterstützen, nicht ihn zu überfordern.

Hausapotheke für Kinder von 2 bis 6 Jahren

Problem	Schul-medizinisch	Naturheil-kundlich	Hinweise
Bauchschmerzen unklarer Genese	Eventuell Buscopan (ärztlich verordnet)	Kirschkernkissen, Melisse- oder Lavendeltee, Kinderyoga	Auch an emotionale Ursachen denken
Verstopfung	Macrogol (Dauertherapie möglich), Lactulose	Trockenfrüchte, Vollkorn, Bewegung, Toilettentraining, Stressabbau	Wichtig: keine kurzfristigen »Lösungen«
Reizdarmähnliche Beschwerden	Probiotika, gegebenenfalls Spasmolytika	Darmtagebuch, Reizminderung über Ernährung (zum Beispiel FODMAP-arm testen, siehe Seite 86), psychosomatische Unterstützung	Ganzheitliche Betrachtung entscheidend
Grundsätzliche Beschwerden	*L. rhamnosus GG, S. boulardii,* präbiotische Ernährung	Wie oben, gegebenenfalls ärztliche Mikrobiomdiagnostik bei starkem Ungleichgewicht	Aufbau über Wochen konsequent begleiten

Zwischen dem zweiten und dem sechsten Lebensjahr erweitert sich der Handlungsspielraum deutlich, da Stoffwechsel, Darmfunktion und Regulationsfähigkeit stabiler geworden sind. In diesem Alter können Kinder bereits aktiv in einfache Maßnahmen eingebunden werden, was nicht nur die Wirksamkeit, sondern auch das Körperverständnis stärkt. Aus medizinischer Sicht erlaubt dies einen differenzierteren Einsatz sowohl schulmedizinischer als auch naturheilkundlicher Mittel, immer angepasst an Situation und Kind. Als Mutter erlebe ich, dass Rituale wie Tees, Wickel oder bewusstes Trinken in diesem Alter besonders gut angenommen werden. Gleichzeitig wird es wichtiger, Symptome im Kontext von Alltag, Stress, Infekten oder Ernährung zu betrachten. Die Hausapotheke dient nun nicht nur der Akuthilfe, sondern auch der Prävention und Selbstregulation. Ziel ist es, Kinder schrittweise in einen verantwortungsvollen Umgang mit ihrem Körper hineinzuführen.

Praktische Checkliste für deine Hausapotheke

Viele Eltern fragen nach dem »einen« Mittel für Bauchweh, aber gerade bei Verdauung spielt die Vielschichtigkeit eine zentrale Rolle. Oft wirken sanfte Reize, wie zum Beispiel Wärme, Berührung und Zeit, besser als jede Tablette. Meine Empfehlung ist deswegen, lieber weniger Mittel, diese dafür gezielt und gut informiert einzusetzen. Und wenn ein Problem regelmäßig wiederkehrt, lohnt es sich, tiefer zu schauen: Mikrobiom, Ernährung, Psyche, frühkindliche Prägung.

GRUNDAUSSTATTUNG

- ☐ Rehydratationslösung (zum Beispiel Elotrans, Oralpädon)
- ☐ Probiotikum (apothekenpflichtig, mit definiertem Stamm)
- ☐ Bauchmassageöl (zum Beispiel Kümmelölmischung)
- ☐ Kirschkern- oder Hirsekissen
- ☐ Fenchel-Anis-Kümmel-Tee (Bioqualität)
- ☐ Karottensuppe-Zutaten für Moro-Suppe (Karotten, Salz)
- ☐ Pflanzliches Abführmittel (zum Beispiel Lactulose, Macrogol – nur bei ärztlicher Empfehlung)
- ☐ Wenn gewünscht naturheilkundliche Zäpfchen (zum Beispiel Carum carvi comp.)
- ☐ Vomexzäpfchen für Notfälle (mit Kinderarzt besprechen)

Optional oder individuell nach Alter

- ☐ Rescue Tropfen (Blütenessenzen) zur Beruhigung (bei älteren Kindern)
- ☐ Melissen- oder Lavendeltee (ab einem Jahr)
- ☐ Kinderyoga- oder Entspannungs-CD
- ☐ Darmtagebuch zum Ausfüllen mit Kind

SYMPTOMATISCHE BEHANDLUNGEN AUF EINEN BLICK

Wenn dein Kind unter Verdauungsproblemen leidet, willst du schnell wissen: Was hilft jetzt wirklich? Nach der ausführlichen Beschreibung der Behandlungsmöglichkeiten in den vorherigen Kapiteln zeigt dir diese Übersicht auf einen Blick, welche Maßnahmen bei den häufigsten Beschwerden sinnvoll sind – basierend auf medizinischer Evidenz und praktischer Erfahrung.

Säuglingskoliken

Dreimonatskoliken gelten als funktionelle Störung, bei der keine strukturellen Auffälligkeiten vorliegen (siehe Seite 30). Die Ursachen sind multifaktoriell und umfassen unter anderem ein unreifes Nervensystem, eine unausgeglichene Zusammensetzung des Mikrobioms, das Verschlucken von Luft, Regulationsprobleme sowie Stress. Deshalb erfolgt die Behandlung in der Regel symptomatisch, um die Beschwerden des Kindes zu lindern.

Maßnahme	Wirksamkeit	Kommentar
Körperkontakt und Tragen	Hoch	Senkt Schreidauer, stabilisiert das vegetative Nervensystem
Babymassage	Gut	Fördert Darmbewegung, entspannt, bindungsfördernd
Wärme (Kirschkernkissen)	Gut	Entspannt die Bauchmuskulatur
Probiotika (vor allem *Lactobacillus reuteri DSM 17938*)	Evidenz vorhanden	Mehrere RCTs zeigen Reduktion der Schreidauer
Simeticon (zum Beispiel Sab Simplex®)	Umstritten	Mögliche Placebowirkung, keine überzeugende Evidenz für signifikante Wirkung
Homöopathie, Osteopathie	Uneinheitliche Daten	Teils positive Erfahrungsberichte, evidenzbasierte Studienlage dünn

Verstopfung (Obstipation)

Verstopfung liegt in etwa 90 Prozent der Fälle funktionell bedingt vor. Häufig spielen Faktoren wie das Zurückhalten des Stuhls, eine ballaststoffarme Ernährung, Flüssigkeitsmangel, Bewegungsmangel oder frühere Schmerzerfahrungen eine Rolle. Organische Ursachen sind dagegen eher selten, müssen aber bei Warnzeichen selbstverständlich ausgeschlossen werden. Die Behandlung erfolgt in solchen Fällen in erster Linie symptomatisch und richtet sich danach, die Beschwerden des Kindes zu lindern und die Darmfunktion zu normalisieren.

Maßnahme	Wirksamkeit	Kommentar
Ballaststoffreiche Ernährung (Obst, Gemüse, Vollkorn, Trockenfrüchte)	Sehr wirksam	Wirkt regulierend und präventiv
Ausreichend Flüssigkeit	Unverzichtbar	Besonders bei Beikost oder Familienkost
Bewegung und Spiel	Unterstützend	Fördert natürliche Darmaktivität
Stuhltraining (regelmäßige Toilettenzeiten)	Wichtig bei Schulkindern	Gegebenenfalls psychologisch begleiten
Macrogol (Movicol® Junior)	Evidenzbasiert und sicher	Erste Wahl bei chronischer Obstipation laut Leitlinien
Rektale Maßnahmen (Zäpfchen, Einläufe)	Nur kurzfristig	Nur bei akuter Entleerung erforderlich
Probiotika (zum Beispiel *Bifidobacterium lactis*)	Teilweise hilfreich	Metaanalysen zeigen positive Trends bei funktioneller Obstipation
Naturheilkundliche Optionen (zum Beispiel Leinsamen, Apfelmus mit Pflaume, Flohsamen)	Unterstützend	Altersgerecht
Abführmittel (zum Beispiel Bisacodyl)	Nicht bei Kindern empfohlen	Reizwirkung, keine Langzeitlösung

Hinweis: In der Praxis erlebe ich häufig die Sorge von Eltern, ein Säugling müsse täglich Stuhlgang haben. Tatsächlich ist die Stuhlgangfrequenz, insbesondere bei voll gestillten Babys, jedoch sehr variabel und kann von mehrmals täglich bis zu einmal pro Woche reichen, solange das Kind entspannt ist, gut trinkt und keine Schmerzen zeigt.

Durchfall (Diarrhö)

Die Ursachen von Durchfall bei Kindern sind häufig viral bedingt, beispielsweise durch Rotaviren oder Noroviren. Bakterielle, parasitäre oder antibiotikaassoziierte Durchfälle sowie sekundäre Formen, etwa nach einer Infektion oder durch Ernährungsumstellungen, kommen seltener vor. Die Behandlung richtet sich in diesen Fällen meist symptomatisch aus, um die Beschwerden zu lindern und den Flüssigkeitsverlust auszugleichen.

Maßnahme	Wirksamkeit	Kommentar
Ausgleich von Flüssigkeit und Elektrolyten (zum Beispiel WHO-Rehydratationslösung)	Lebensrettend	Bei Säuglingen gegebenenfalls stationär, orale Rehydratation bevorzugt
Stillen fortführen	Sehr empfehlenswert	Stillmilch schützt durch Immunglobuline und unterstützt Regeneration
Leichte, ballaststoffarme Schonkost (zum Beispiel geriebener Apfel, Karotten, Reis, Banane)	Gut verträglich	Besonders nach akuter Phase
Probiotika (zum Beispiel *Saccharomyces boulardii, Lactobacillus rhamnosus GG*)	Starke Evidenz	Verkürzen Krankheitsdauer, reduzieren antibiotika-assoziierten Durchfall
Medikamente wie Loperamid (Imodium®)	Nicht empfohlen bei Kindern unter 12 Jahren	Kann gefährlich sein, keine Anwendung ohne ärztliche Anordnung
Heilpflanzen (Heidelbeertee, Eichenrinde, getrocknete Karotten)	Mild wirksam	Traditionell bewährt, nicht als Monotherapie

Hinweis: Bei voll gestillten Säuglingen oder Babys, die ausschließlich Pre-Nahrung erhalten – also vor Beginn der Beikost – gilt: Es sollte ausschließlich Muttermilch oder Pre-Nahrung gegeben werden, keine zusätzlichen Flüssigkeiten wie Wasser, Tee oder Suppe. Das liegt daran, dass Muttermilch und Pre-Nahrung optimal auf den kindlichen Bedarf abgestimmt sind und im Darm nahezu vollständig verwertet werden. Zusätzliche Flüssigkeiten würden das empfindliche Gleichgewicht von Nährstoffen und Elektrolyten stören, ohne einen Nutzen zu bringen, und sind deshalb in dieser Phase nicht notwendig.

GUT FÜR DEN DARM – DIE DO'S UND NOT TO DO'S

Ein gesunder Darm ist die Basis für Wohlbefinden und starke Abwehrkräfte – gerade bei Kindern ist es wichtig, ihn von Anfang an richtig zu unterstützen. Den Überblick bei der Vielfalt an Möglichkeiten zu behalten ist für dich gar nicht immer so einfach. Dabei können dir aber einfache Do's and Don'ts helfen, die den Darm stärken oder belasten können. Im Folgenden findest du die wichtigsten Verhaltensweisen, die deinem Kind guttun, und solche, die du besser vermeiden solltest.

Das liebt der Kinderdarm (Do's):

YES

- Muttermilch liefert wichtige Präbiotika und Immunfaktoren und stärkt so das kindliche Mikrobiom.
- Ein langsamer Beikoststart mit Gemüse fördert die Vielfalt der Darmbakterien und unterstützt die Toleranzentwicklung.
- Ballaststoffe aus Hafer, Gemüse, Obst und Hülsenfrüchten, angepasst ans Alter, sind wichtige Nährstoffe für eine gesunde Darmflora.
- Fermentierte Lebensmittel wie milder Joghurt, Kefir oder Sauerkraut können bei älteren Kindern die Darmgesundheit fördern.
- Regelmäßige Mahlzeiten und feste Essrituale geben Sicherheit und unterstützen den Verdauungsrhythmus.
- Viel Wasser fördert den Stuhlgang und die Funktion der Darmschleimhaut.
- Bewegung an der frischen Luft regt die Darmperistaltik auf natürliche Weise an.
- Eine stressfreie und liebevolle Atmosphäre beim Essen entspannt nicht nur das Kind, sondern auch den Darm.
- Eine pflanzenbasierte, abwechslungsreiche Ernährung mit bunter Kost fördert die Vielfalt des Mikrobioms.
- Geduld und Zeit bei Übergängen, wie etwa beim Beikoststart oder beim Kita-Eintritt, helfen dabei, Darmstress zu reduzieren.

Das mag der Kinderdarm gar nicht (Dont's):

- Zuckerreiche Getränke und Snacks fördern ungünstige Bakterien im Darm und begünstigen entzündliche Prozesse.
- Häufige Antibiotikaeinsätze ohne klare Notwendigkeit können das Mikrobiom nachhaltig stören und das Gleichgewicht der Darmflora beeinträchtigen.
- Eine frühzeitige oder übermäßige Gabe von Kuhmilch, insbesondere im ersten Lebensjahr, kann den Darm belasten und zu Problemen führen.
- Hektisch oder »nebenbei« zu essen erhöht Stress und verschlechtert die Verdauung, da die Körperprozesse nicht optimal ablaufen können.
- Ständiges Snacken ohne ausreichende Pausen stört den sogenannten Migrating Motor Complex (MMC), der für die Reinigung und Regulation des Darms wichtig ist.
- Eine ballaststoffarme Ernährung lässt die gesunden Darmbakterien »verhungern« und beeinträchtigt somit das Mikrobiom.
- Übermäßige Hygiene, etwa durch keimarme Nahrung oder übermäßigen Desinfektionsgebrauch, kann die natürliche Immunreifung stören.
- Ein zu früher Beikoststart vor dem fünften Monat erhöht das Risiko für Unverträglichkeiten und Allergien.
- Fehlender Kontakt mit Natur und Umwelt reduziert die Vielfalt des kindlichen Mikrobioms.
- Dauerhafter Stress und Anspannung im Alltag schwächen das Darm-Nerven-System und können die Verdauung negativ beeinflussen.

Aus ärztlicher Sicht zeigt sich immer wieder: Ein gesunder Kinderdarm entsteht nicht durch einzelne Maßnahmen, sondern durch das Zusammenspiel von Ernährung, Alltag, Beziehung und Zeit. Als Mutter weiß ich, wie entlastend es ist, sich nicht an Perfektion zu orientieren, sondern an Klarheit, Vertrauen und einem guten Bauchgefühl. Viele Darmprobleme lassen sich nicht einfach »wegtherapieren«, sondern regulieren sich oft von selbst, wenn Druck, Stress und Überforderung reduziert werden. Entscheidend ist, dem kindlichen Körper Raum zur Entwicklung im eigenen Tempo zu geben und seine Signale ernst zu nehmen. Ein darmfreundlicher Alltag ist weniger eine To-do-Liste als eine Haltung: achtsam, geduldig und liebevoll begleitend. Schließlich haben wir als Eltern ohnehin schon genug Listen, die nie enden – und genau da schließt sich der Kreis zwischen Stress und Darm.

ALLTAGSTIPPS ZUR DARMSTÄRKUNG

Manchmal sind es die kleinen Veränderungen im Alltag, die eine große Wirkung entfalten, gerade wenn es um den kindlichen Darm geht. Hier findest du eine Auswahl meiner liebsten, alltagstauglichen Tipps zur Stärkung des Verdauungssystems. Wissenschaftlich plausibel, praktisch umsetzbar und liebevoll begleitet:

- **Ein Löffel Mikrobenfreude:** Ab dem Kleinkindalter und bei Offenheit schon früher in Miniportionen kann ein Teelöffel milchsauer fermentiertes Gemüse, zum Beispiel selbst gemachtes Sauerkraut oder Kimchi – achte darauf, dass er nicht zu scharf ist – täglich den Darm mit wertvollen Bakterien versorgen. **Tipp:** Biete doch einfach mal ein winziges »Mikrohäppchen« beim Essen an. Viele Kids lieben das Knackige!
- **Barfußlaufen:** Barfußgehen auf Wiese, Erde oder Sand stimuliert nicht nur das propriozeptive Nervensystem, sondern auch das Immunsystem über Haut, Mikrobiom und vegetative Regulation. Gerade bei Kindern mit funktionellen Bauchschmerzen kann tägliches »Erden« über die Füße einen spürbar entspannenden Effekt haben.
- **Bauchliebe durch Streicheleinheiten:** Wer liebt es nicht: Massagen. Täglich sanfte Bauchmassagen, zum Beispiel nach dem Baden oder vor dem Einschlafen, können Spannungen lösen und das enterische Nervensystem beruhigen. Tipp: Verwende ein mildes Öl mit einem Hauch Kümmel oder Lavendel je nach Alter (siehe Seite 145). Und hört dabei gemeinsam ein beruhigendes Hörspiel oder Musik. Ihr könnt euch auch gegenseitig massieren. So hast du gleich noch einen Entspannungseffekt für dich.
- **Frühmorgens ans Tageslicht:** Das Tageslicht am Morgen hilft, den zirkadianen Rhythmus zu stabilisieren, auch den des Darms. Studien zeigen, dass Licht über die Netzhaut nicht nur die Schlafhormonproduktion, sondern auch die Aktivität des Migrating Motor Complex (MMC) reguliert. Schon ein paar Minuten Tageslicht am Fenster oder Balkon können den Unterschied machen.
- **Dreck macht gesund – im richtigen Maß:** Kontrollierte »Mikrobenschulung« durch Naturkontakt, zum Beispiel im Garten, im Wald oder im Sandkasten, unterstützt die Toleranzentwicklung des Immunsystems im Darm. Studien zur »Hygienehypothese« zeigen, dass frühe Mikrobiomvielfalt vor Allergien und chronischen Entzündungen

schützen kann.[128] Also ruhig mal schmutzige Hände, nasse Erde und Gartenkräuter zulassen, natürlich mit gesunder Vorsicht.

- **Eat the Rainbow:** Bunte Vielfalt auf dem Teller, also verschiedene Pflanzenfarben, fördert nachweislich die Mikrobiomdiversität. Spielerisch kannst du eine »Regenbogenwoche« mit täglicher Challenge »Welche Farbe essen wir heute?« einführen. Glaub mir, das motiviert auch skeptische kleine Esser. Alternativ darf dein Kind die Farbe des Essens auswählen. Kinder lieben es, (mit)entscheiden zu dürfen.
- **Kein Dauersnacken:** Kleine Pausen zwischen den Mahlzeiten, also so circa drei bis vier Stunden, helfen dem Darm, seine »Putzwellen« durchzuführen. Das schützt vor Blähungen, Völlegefühl und Fehlbesiedlung. Denn zwischen den Mahlzeiten sorgt ein natürlicher Reinigungsmechanismus im Dünndarm, der sogenannte Migrating Motor Complex (MMC), dafür, dass Nahrungsreste und Bakterien weitertransportiert werden. Wird ständig gesnackt oder ist die Regulation gestört, beispielsweise durch Stress, kann dieser Putzmechanismus aus dem Takt geraten, was sich in Bauchweh oder Unwohlsein äußern kann.
- **Kindgerechte Entspannungsinseln schaffen:** Ein aufgeregter Darm braucht Sicherheit. Kinder profitieren enorm von kleinen Ritualen, die das Nervensystem regulieren. Was ich immer schön finde, sind zum Beispiel eine Fantasiereise mit sanfter Stimme oder ruhige Bewegungsabfolgen. Sehr süß ist auch das »Bauchatemspiel«, bei dem eine kleine Kuschelente auf dem Bauch »mitatmet«. Das macht es für das Kind bildlich und spielerisch. Gleichzeitig wird so das Zwerchfell aktiviert, was die Darmbewegung unterstützt.
- **Verdauungssnacks clever wählen:** Zwischenmahlzeiten wie gedünsteter Apfel mit Zimt, eine kleine Handvoll geriebene Karotte mit einem Tropfen Öl oder Haferschleim mit Leinsamen fördern die Darmpflege sanft und wirksam. Auch traditionelle Empfehlungen wie »Birne bei Verstopfung« oder »geriebener Apfel bei Durchfall« haben ihren Platz, wissenschaftlich unterstützt durch Pektine und präbiotische Wirkung.
- **Darmfreundliche Nudeln, Kartoffeln und Reis:** Das ist mein absoluter Lieblingstrick. Denn ganz ehrlich: Kinder lieben Nudeln. Jedes Kind liebt doch Nudeln. Deins auch? Also bei uns zu Hause gibt's sehr oft Nudeln. Wenn es nach unserem Sohn geht, täglich, sogar schon zum Frühstück. Vom wem er das nur hat? Mein Tipp für dich: Koche Nudeln, Reis oder Kartoffeln am Vortag. Denn wenn Nudeln, Reis oder Kartoffeln nach dem Kochen abkühlen, bildet sich sogenannte resistente Stärke, eine spezielle Form von Ballaststoffen, die im Dünndarm nicht verdaut wird, aber im Dickdarm den guten Darmbakterien als Nahrung dient. Dieser Prozess, bekannt als Retrogradation, macht aus gewöhnlichen Sättigungsbeilagen echte Präbiotika. Die beim

Abbau entstehenden kurzkettigen Fettsäuren wie Butyrat wirken entzündungshemmend, stärken die Darmbarriere und unterstützen die Darmgesundheit. Es lohnt sich also, Reste vom Vortag aufzuwärmen. Das tut nicht nur dem Darm gut, sondern spart auch Zeit in der Familienküche. Und es entsteht kein schlechtes Gewissen für Mama oder Papa, obwohl ihr das meiner Meinung sowieso nicht haben müsst.

- **»Trinkzeit« statt »Trinkzwang«:** Viele Kinder trinken zu wenig, was sich auf die Verdauung auswirkt. Statt ständig zu ermahnen, hilft hier ein kleines, gemeinsam gestaltetes Ritual, indem ihr zum Beispiel eine »gemeinsame Trinkrunde« nach jedem Zähneputzen, einen Cocktail mit Röhrchen, Schirmchen und Orange am Rand oder einen eigenen, bunt verzierten Becher anbietet.
- **Darmrhythmus fördern mit Musik und Bewegung:** Der Darm liebt Rhythmus, auch äußerlich. Musik, Tanzen, Hüpfen – all das unterstützt über das vegetative Nervensystem die Darmbewegung und ist ideal bei Kindern mit träger Verdauung, vor allem in der dunklen Jahreszeit.

EIN TAG FÜR EINEN GLÜCKLICHEN KINDERBAUCH

Dieser Tagesplan für dein (Klein-)Kind soll dir als Inspiration dienen und nicht als starrer Maßstab. Darmstärkung soll nicht in Stress ausarten, denn Stress ist überhaupt nicht gut für den Darm. Es ist vollkommen normal und in Ordnung, dass nicht jeder Tag rund läuft. Viel wichtiger als Perfektion ist eine liebevolle Grundhaltung, die dem kindlichen Bauch Sicherheit, Rhythmus und Freude vermittelt.

7 Uhr: sanft starten

Ein guter Start in den Tag kann helfen, den Biorhythmus deines Kindes zu stabilisieren. Öffne morgens die Rollläden, damit Tageslicht ins Zimmer fällt, und nutze die Gelegenheit für ein gemeinsames Kuscheln im Bett. Diese Nähe wirkt beruhigend und unterstützt den natürlichen Rhythmus. Ein Glas lauwarmes Wasser, eventuell mit ein paar Apfelstückchen, regt die Verdauung sanft an und bringt den Darm in Schwung. Auch das Barfußlaufen im Bad fördert die Regulation über die Füße und kann so den gesamten Körper positiv beeinflussen.

8 Uhr: Frühstück – Energie für Bauch und Kopf

Zum Frühstück eignet sich ein warmer Haferbrei, den du mit geriebenem Apfel, Leinsamen und einer Prise Ceylon-Zimt verfeinerst. Das ist nicht nur lecker, sondern auch gut für die Verdauung. Dazu passt ein milder Kräutertee aus Fenchel, Anis und Kümmel oder einfach warmes Wasser. Nach dem Essen ist eine bewegte Pause ideal. Lass dein Kind tanzen oder, noch besser, tanzt zusammen, hüpft durch die Wohnung oder hört fröhliche Musik. So wird die Darmtätigkeit auf spielerische Weise angeregt und die Verdauung unterstützt.

9 Uhr: frische Luft und Darmaktivierung

Bewegung an der frischen Luft ist ein wichtiger Baustein für die Gesundheit deines Kindes. Ob ein Spaziergang, eine Runde auf dem Laufrad, das Spielen auf dem Waldspielplatz oder einfach im Garten buddeln: All das fördert nicht nur die körperliche Aktivität, sondern auch den Kontakt zur Natur. Barfuß zu laufen, die Erde zu spüren und bewusst zu atmen stärkt dabei das kindliche Mikrobiom auf natürliche Weise. Ergänzend kannst du deinem Kind eine kleine Handmassage geben oder gemeinsam ein Bauchatemspiel machen, um die Entspannung und das Wohlbefinden zusätzlich zu unterstützen.

10:30 Uhr: kleiner Snack

Gesunde Snacks wie Gemüsesticks mit Hummus oder fermentierte Karottensticks sind eine tolle Möglichkeit, deinem Kind wichtige Nährstoffe und wertvolle Ballaststoffe zu bieten. Alternativ kannst du auch ein paar Beeren oder einen kleinen Obstteller anbieten. Dabei solltest du darauf achten, dass die Früchte nicht zu süß und nicht zu kalt sind, um den empfindlichen Kinderdarm nicht zu reizen.

12 Uhr: Mittagessen – bunt und ballaststoffreich

Linsensuppe mit Gemüse, gedünstete Hirse, Brokkoli und Pastinake sind nährstoffreiche und leicht verdauliche Nahrungsmittel, die den kindlichen Darm unterstützen. Es ist hilfreich, wenn dein Kind beim Einkaufen oder Kochen mit aussuchen oder helfen darf, denn Selbstwirksamkeit fördert auch die Verdauung. Nach dem Essen solltest du Bildschirmzeit vermeiden und stattdessen lieber fünf Minuten auf dem Boden mit deinem Kind rollen oder gemeinsam ein Bilderbuch anschauen. Das entspannt und fördert die Darmgesundheit auf sanfte Weise.

13 Uhr: Ruhepause und Kuschelzeit

Ein Mittagsschlaf oder eine ruhige Entspannungszeit mit einem Buch, Hörspiel, Musik oder einer Fantasiereise hilft deinem Kind, zur Ruhe zu kommen und die Verdauung zu unterstützen. Optional kannst du auch eine sanfte Bauchmassage mit etwas verdünntem Kümmelöl durchführen. Das wirkt krampflösend und beruhigend.

15:30 Uhr: Trinkritual und Bewegung

Gemeinsam Wasser trinken, zum Beispiel mit ein paar Beeren oder Gurkenscheiben, macht das Trinken für dein Kind besonders lecker und motivierend. Bewegungsangebote wie kindgerechtes Yoga, Ballspielen oder fröhliches Durch-Pfützen-Hüpfen bringen Spaß und fördern die Darmaktivität. Wenn dein Kind müde wird, kannst du ein Bauchatemspiel mit einem Kuscheltier auf dem Bauch ausprobieren. Das hilft, entspannt zu atmen, und sorgt für Ruhe.

16:30 Uhr: Nachmittagssnack

Gedünstete Birne mit Mandelmus ist ein milder und bekömmlicher Snack für Kinder. Alternativ kannst du auch Haferschleim zubereiten und diesen mit Zimt, einer Prise Kardamom sowie einem Tropfen Leinöl verfeinern. Das schmeckt nicht nur lecker, sondern unterstützt auch die Verdauung auf sanfte Weise.

18 Uhr: Abendessen – leicht und warm

Ein mildes Risotto mit Zucchini, Kürbis oder Karotten ist eine wunderbar leichte und warme Mahlzeit für den Abend. Alternativ kannst du auch einen Süßkartoffelstampf mit grünen Erbsen zubereiten. Beides ist gut verträglich und nährstoffreich. Dazu passt ein kleiner Schluck Fenchel-Kümmel-Tee, der die Verdauung sanft unterstützt.

19 Uhr: Abendritual für Bauch und Seele

Ein warmes Fußbad entspannt und fördert die Durchblutung, alternativ kannst du auch barfuß auf dem Teppich laufen, um die Sinne zu stimulieren. Eine sanfte Bauchmassage mit dem Lieblingsöl deines Kindes oder einfach kuscheln schafft Nähe und Wohlbefinden. Zum Abschluss des Tages kannst du eine »Gutenachtgeschichte für den Bauch« erzählen, zum Beispiel wie das Essen heute durch den Körper gewandert ist. Das beruhigt und stärkt das Vertrauen deines Kindes in seinen Körper.

20 Uhr: Schlafenszeit

Schaffe am Abend eine ruhige Atmosphäre mit wenig Licht und sprich in einer sanften Stimme, um dein Kind beim »Runterkommen« zu unterstützen. Vermeide jetzt schweres Essen, Bildschirmzeit und Streit, damit die Entspannung nicht gestört wird. Ein sicherer und geborgener Schlaf ist besonders wichtig, denn er stärkt nicht nur das Mikrobiom, sondern auch das Nervensystem deines Kindes.

Auch wenn nicht jeder Tag perfekt »darmgesund« abläuft, zählt jedes liebevolle Bauchritual, jeder bunte Teller, jede ruhige Minute. Die kindliche Verdauung ist lernfähig, anpassungsfähig und wächst mit jeder Erfahrung. Und bitte denk daran, dass sich Stress, auch bei dir als Elternteil, auf die Verdauung deines Kindes auswirken kann. Deshalb ist es sinnvoll, den Druck rauszunehmen, Spielraum zu lassen und auch die kleinen Schritte zu feiern. Jedes Kind, jede Familie, jeder Bauch ist einzigartig und individuell und darf seinen ganz eigenen Weg gehen. Mit etwas Achtsamkeit, Neugier und Gelassenheit wird aus der »Bauchpflege« bald ein natürlicher Teil eures Familienalltags.

REFLEXION

Was klappt gut bei euren Tagesabläufen?

____

____

Welche Rituale oder Abläufe wollt ihr beibehalten?

____

____

Welcher eine kleine Schritt fühlt sich für morgen stimmig an?

____

____

5

Aus der Praxis

MEIN ERFAHRUNGS-SCHATZKASTEN FÜR DICH

Manche Dinge lernt man nicht im Lehrbuch, sondern im Gespräch mit Eltern, beim Wickeln des eigenen Kindes oder im Austausch mit Kolleginnen und Kollegen, die Tag für Tag Kinder begleiten. Dieses Kapitel ist so etwas wie mein Erfahrungsschatzkästchen: ein Ort für häufig gestellte Fragen, überraschende Aha-Momente, praktische Alltagstipps und für das liebevolle Zurechtrücken von weitverbreiteten Irrtümern rund um die kindliche Verdauung. Als Ärztin erlebe ich nämlich immer wieder, wie viel Unsicherheit gerade beim Thema Bauch besteht und wie entlastend es sein kann, Klartext zu sprechen. Und als Mutter weiß ich, dass die Theorie das eine ist, der Alltag mit Kindern aber oft was ganz anderes. Darum findest du hier keine starren Regeln, sondern Erfahrungswissen, Orientierung und Impulse für einen gelassenen, fundierten Umgang mit dem Bauch deines Kindes.

MYTHENCHECK KINDERVERDAUUNG: WAS STIMMT, WAS STIMMT NICHT?

Mythos 1: Kinder sollten zum Essen nichts trinken.

Dieser Mythos hält sich hartnäckig, doch es gibt keinen wissenschaftlichen Beleg dafür, dass das Trinken während des Essens die Verdauung stört. Im Gegenteil: Gerade bei faserreicher Kost kann ein Glas Wasser oder ungesüßter Tee helfen, den Speisebrei geschmeidiger zu machen und die Passage zu erleichtern. Wichtig ist eher, was getrunken wird. Wasser ist ideal. Große Mengen gezuckerter Getränke oder Milch während des Essens können die Kalorienaufnahme verzerren. Das ist der eigentliche Knackpunkt.

Fazit: Wasser zum Essen? Gern. Das tut dem Bauch gut.

Mythos 2: Zu viel Zucker schadet der Verdauung.

Teils richtig, aber differenziert zu betrachten. Zucker an sich ist nicht giftig, aber in großen Mengen kann er die Zusammensetzung des Mikrobioms verschieben, Entzündungsprozesse begünstigen und Gasbildung fördern. Besonders bei Fruktose oder Zuckeralkoholen, beispielsweise in Light-Produkten enthalten, kann es bei empfindlichen Kindern zu Blähungen oder Durchfällen kommen.

Fazit: Zucker ist kein Verdauungsgift, aber maßvoller Umgang tut dem Darmmikrobiom und auch dem Körper generell gut.

Mythos 3: Probiotika sollte man erst nach der Antibiotikaeinnahme geben.

Ein Irrtum. Studien zeigen, dass Probiotika schon während der Antibiotikagabe sinnvoll sein können, um das Mikrobiom weniger stark aus dem Gleichgewicht geraten zu lassen. Besonders gut untersucht sind *Saccharomyces boulardii* und *Lactobacillus rhamnosus GG* zur Vorbeugung von antibiotikaassoziiertem Durchfall.

Fazit: Begleitend zur Antibiotikatherapie eingenommene Probiotika sind oft wirksamer als eine rein nachträgliche Gabe.

Mythos 4: Kein Wasser zu frischem Obst. Das macht Bauchweh.

Das ist ein Klassiker aus Omas Zeiten. Wie oft habe ich diesen Spruch von meiner Oma gehört, wenn ich Kirschen oder Pfirsiche von ihrem Baum gegessen habe. Wissenschaftlich ist dies jedoch nicht haltbar. Es gibt keine Belege dafür, dass Wasser zusammen mit Obst Bauchschmerzen verursacht. Viel eher kann es sein, dass das Obst selbst, beispielsweise durch Fruktose oder Ballaststoffe, bei empfindlichen Kindern zu Blähungen führt.

Fazit: Wasser zu Obst ist erlaubt. Die Verdauung benötigt auch ausreichend Flüssigkeit, um gut zu funktionieren. Bauchweh ist eher Folge einer individuellen Verträglichkeit oder einfach ein »Zu viel« als von der Kombination hervorgerufen.

Mythos 5: Ein gesunder Darm macht keine Geräusche.

Viele Eltern sind beunruhigt, wenn der Bauch ihres Kindes gluckert, rumort oder hörbar arbeitet. Besonders bei Kindern können diese Geräusche deutlich wahrnehmbar sein, vor allem nach dem Essen oder in Ruhephasen. Problematisch werden Darmgeräusche erst, wenn sie mit starken Schmerzen, Gedeihstörungen oder anhaltenden Beschwerden einhergehen.

Fazit: Ein hörbarer Darm ist meist ein arbeitender Darm und ein gutes Zeichen.

HÄUFIG GESTELLTE FRAGEN VON ELTERN

Wenn ich nach einem langen Tag in der Praxis nach Hause komme, kreisen meine Gedanken oft um die Gespräche mit Eltern. Was sie beschäftigt, ist selten nur »medizinisch«, sondern zutiefst menschlich. Es sind Fragen aus dem echten Familienleben, aus Momenten der Sorge, der Unsicherheit, aber auch des Staunens darüber, wie komplex und klug so ein kleiner Kinderdarm eigentlich ist.

Ich habe einige der häufigsten Fragen mit den Antworten aufgelistet, die wissenschaftlich fundiert, aber alltagstauglich sind. Und manchmal darf dabei auch geschmunzelt werden.

»Mein Baby hat seit drei Tagen keinen Stuhlgang; ist das Verstopfung?«

Wenn dein Kind länger keinen Stuhlgang hat, muss das nicht unbedingt eine Verstopfung sein. Besonders bei voll gestillten Babys ist es ganz normal, dass der Stuhlgang unregelmäßig kommt, manchmal sogar nur alle fünf bis zehn Tage. Sofern dein Baby dabei zufrieden, schmerzfrei, normal trinkend und ohne Blähbauch ist, musst du dir in der Regel keine Sorgen machen.

Anders sieht es aus, wenn dein Baby sich sichtlich quält, harte Kügelchen absetzt oder beim Pressen weint. Dann solltest du genauer hinschauen und auf die Ernährung, Flüssigkeitszufuhr, Bewegungsmangel, aber auch auf mögliche Unverträglichkeiten achten.

Es zählt also nicht die Stuhlfrequenz, sondern das »Wie«.

»Hilft Bauchmassage wirklich oder ist das nur Wellness?«

Eine Massage ist kein Allheilmittel, aber sie kann tatsächlich mehr bewirken als gedacht. Studien zeigen, dass sanfte Bauchmassagen die Darmperistaltik anregen, Blähungen lösen und das parasympathische Nervensystem, also den »Ruhenerv«, aktivieren. Zudem stärken sie Nähe und Berührung, und beides sind wichtige Schutzfaktoren gegen Stress, der ja wiederum auf den Bauch schlagen kann.

Ein kleines Bauchmassageritual am Abend kann dem Kind und euch Eltern helfen, zur Ruhe zu kommen.

»Was kann ich tun, wenn mein Kind ständig Blähungen hat?«

Zuerst solltest du einmal tief durchatmen. Blähungen gehören zur kindlichen Verdauungsentwicklung dazu, insbesondere im ersten Lebensjahr. Meist sind sie harmlos und vorübergehend. Dennoch gibt es einige Stellschrauben, die dir helfen können.

Wenn du eine Stillmama bist, dann schaue erst einmal, ob ein sehr starker Milchspendereflex vorhanden ist oder dein Kind beim Trinken viel Luft schluckt, gerade wenn dein Kind sehr hastig trinkt. Falls du da unsicher bist, kannst du dir Hilfe bei einer Stillberaterin suchen.

Wenn dein Kind ein Fläschchen bekommt, dann kann es helfen, die Saugergröße zu überprüfen, auf Aufstoßen nach dem Trinken zu achten und gegebenenfalls auf Anti-Kolik-Flaschen umzusteigen. Auch Bewegung ist wichtig. »Fahrradfahren« mit den Beinchen und Tragen in der Anhock-Spreiz-Haltung, wie beispielsweise in der Trage oder einem Tragetuch, sind hilfreiche Möglichkeiten. Zusätzlich kannst du mit Wärme durch ein Kirschkernkissen oder einen Bauchwickel deinem Kind helfen. Bei wiederkehrenden Problemen kannst du es gegebenenfalls mit probiotischen Tropfen versuchen. Halte hier am besten Rücksprache mit einer Fachperson.

Bei anhaltenden Beschwerden lohnt sich auch ein Blick auf mögliche Unverträglichkeiten, besonders auf Kuhmilchprotein oder Laktose.

Meine Erfahrung aus der Praxis ist, dass viele Babys auch von rhythmischer Tagesstruktur und liebevoller Reizreduktion profitieren, wenngleich ich aus Mama-Sicht weiß, dass nicht jeder Tag routiniert und gleich ablaufen kann. Das »normale« Leben geht eben auch noch weiter.

»Mein Kind isst kaum Gemüse: Schadet das der Verdauung?«

Nicht zwingend schadet zu wenig Gemüse der Verdauung deines Kindes, aber langfristig kann ein sehr ballaststoffarmer Speiseplan Verstopfung begünstigen und das Darmmikrobiom einseitig prägen. Aber eine phasenweise Gemüseverweigerung ist in der Kleinkindzeit normal. Denn ganz ehrlich – gefühlt hat jedes Kind mal diese »Ausschließlich trockene Nudeln«-Phase. Dann helfen weder starre Regeln noch Druck, sondern es gilt, entspannt (dran) zu bleiben. Du solltest natürlich das Gemüse immer wieder anbieten. Gerne kannst du verschiedene Darreichungsformen ausprobieren, beispielsweise Pürees, Suppen oder auch Smoothies. Wichtig ist auch, dass du selbst mit gutem Beispiel vorangehst. Wenn du als Vorbild selbst mit Genuss isst, dann überträgt sich das auch auf dein Kind. Denn Kinder ahmen nach, und irgendwann kommt dann die Neugierde darauf, was Mama und Papa den ganzen Tag essen. Es kann auch helfen, dein Kind beim Einkaufen und Kochen miteinzubeziehen. Ihr könnt euer Essen gemeinsam aussuchen, kochen und gestalten. Das macht deinem Kind sicher Freude und es fördert die Neugierde. Vielleicht wird dann beim Zubereiten direkt mal probiert.

Übrigens entwickelt sich der Geschmackssinn im Laufe der Zeit, und manche Kinder brauchen bis zu 15 Versuche, bis sie ein neues Lebensmittel akzeptieren. Also übe dich in Geduld. Und ich weiß selbst aus eigener Mama-Erfahrung, wie schwer es ist, in solchen Phasen geduldig zu bleiben. Wenn man aber keine große Sache daraus macht, ist diese Phase bei den meisten Kindern genauso schnell wieder verschwunden, wie sie gekommen ist.

»Wie erkenne ich eigentlich, ob mein Kind eine Nahrungsmittelunverträglichkeit hat?«

Eine Nahrungsmittelunverträglichkeit bei deinem Kind zu erkennen ist gar nicht so einfach, denn viele Symptome, wie beispielsweise Blähungen, Durchfall oder Bauchweh, sind sehr unspezifisch. Ein Ernährungstagebuch kann dir hier helfen, erste Zusammenhänge zu erkennen. Für eine sichere Diagnostik braucht es oft aber noch mehr, zum Beispiel Eliminations- und Provokationstests unter ärztlicher Begleitung, diverse Laborparameter – wie der Klassiker, einen IgE-Titer bei Allergien zu bestimmen – oder Atemtests, um eine Laktose- oder Fruktoseintoleranz auszuschließen.

Du solltest auf keinen Fall auf eigene Faust Lebensmittelgruppen aus dem Ernährungsplan deines Kindes streichen. Das kann zu einer Mangelernährung führen. Lass dich hier bitte lieber fachlich begleiten.

Oft liegt übrigens gar keine echte Unverträglichkeit vor, sondern lediglich eine vorübergehende Reifungsverzögerung des Verdauungssystems, die natürlich auch mal »Probleme« machen kann.

»Darf mein Kind bei Durchfall essen?«

Unbedingt sollte dein Kind bei Durchfall essen dürfen, wenn es das denn möchte. Früher wurde bei Durchfall oft zur Nahrungskarenz geraten, heute weiß man jedoch, dass die Darmzellen Energie brauchen, um sich zu regenerieren. Ideal ist dann leicht verdauliche Kost, wie zum Beispiel eine reife Banane, ein geriebener Apfel mit Pektin aus der Schale, eine Möhrensuppe, »Morosche Suppe« oder auch Kartoffelbrei, Zwieback und Reis. Wenn dein Kind etwas anderes essen möchte, ist das auch völlig legitim. Dein Kind darf essen, worauf es Lust hat. Kinder sind unglaublich intuitiv und wissen oft am besten, was ihnen guttut. Vertraue auf dein Kind und seine Intuition. Es gibt diesbezüglich keine »verbotenen« Lebensmittel, mit Ausnahme natürlich von beispielsweise Alkohol oder Kaffee.

Und wenn dein Kind nichts essen möchte, ist das auch in Ordnung. Akzeptiere das und zwinge dein Kind nicht. Es wird wieder anfangen zu essen, wenn sein Körper und vor allen Dingen sein Magen-Darm-Trakt dazu bereit sind. Primär wichtig ist vor allem der Flüssigkeits- und Elektrolytausgleich, beispielsweise mit einer selbst gemachten Rehydratationslösung oder fertigen Elektrolytpulvern aus der Apotheke. Die feste Nahrung ist zweitrangig.

Unverdünnten Fruchtsaft und auch Cola solltest du eher vermeiden. Sie enthalten zu viel Zucker und können Durchfall verschlimmern. Wenn dein Kind etwas Geschmack im Wasser möchte, kannst du den Fruchtsaft verdünnt mit Wasser als Schorle anbieten. Oder du kannst auch geschnittene Orangen, Zitronen oder anderes Obst und Gemüse ins Wasser tun.

»Soll ich bei Bauchweh sofort zum Arzt?«

Ein bisschen Bauchgrummeln bei deinem Kind ist meistens kein Grund zur Sorge und kein akuter Notfall. Dennoch gibt es bestimmte Warnzeichen, bei denen du unbedingt ärztlichen Rat einholen solltest. Dazu zählen anhaltende und starke Schmerzen, vor allem wenn sie auch nachts auftreten, sowie Fieber in Kombination mit Bauchweh. Wenn Blut im Stuhl zu sehen ist oder dein Kind erbricht und gleichzeitig nicht mehr trinken kann, solltest du ebenfalls umgehend einen Arzt aufsuchen. Auch ein aufgeblähter Bauch, der mit ausbleibendem Stuhlgang einhergeht, sowie allgemeine Abgeschlagenheit sind Signale, die du ernst nehmen solltest. Letztlich zählt dein Bauchgefühl. Wenn du das Gefühl hast, dass »etwas nicht stimmt«, ist es besser, einmal zu viel als zu wenig ärztliche Hilfe in Anspruch zu nehmen.

SCHLUSSWORT: FÜR STARKE KINDERBÄUCHE UND GESTÄRKTE ELTERN

»Ein Kind zu begleiten heißt nicht, alle Antworten zu haben, sondern bereit zu sein, gemeinsam die richtigen Fragen zu stellen. Der Bauch zeigt uns oft, wo wir genauer hinspüren dürfen. Vertrauen wir ihm und uns.«

Dr. med. Celine Schlager

Wenn du dieses Buch nun schließt, hast du, so hoffe ich, nicht nur eine Menge über Verdauung, Ernährung und kindliche Bauchgesundheit gelernt, sondern auch ein neues Gespür dafür entwickelt, wie fein abgestimmt, faszinierend und empfindsam der kindliche Verdauungstrakt ist. Und du hast gemerkt, wie viele kleine und große Dinge du als Mama, Papa oder Begleitperson tagtäglich tun kannst, um ihn zu schützen und zu stärken.

Vielleicht nimmst du aus diesem Buch vor allem eines mit: dass der kindliche Bauch kein Problemorgan ist, sondern ein feiner Kompass für Entwicklung, Bedürfnisse und Beziehung. Je besser wir lernen, seine Signale einzuordnen, desto gelassener können wir begleiten – auch dann, wenn nicht alles sofort erklärbar oder lösbar ist. Kinder brauchen keinen perfekten Verdauungsplan, sondern Erwachsene, die zuhören, mitdenken und Sicherheit vermitteln. Aus ärztlicher Sicht ist das oft wirksamer als jede einzelne Maßnahme, und aus mütterlicher Sicht ist es das, was Kinder langfristig stärkt. So wird aus Bauchgesundheit mehr als Medizin: ein Stück Vertrauen, das ein Leben lang trägt.

Denn: Es geht nicht darum, immer alles perfekt zu machen, sondern darum, aufmerksam zu beobachten, mitfühlend zu begleiten und deinem Kind liebevoll zur Seite zu stehen. Du musst keine Ärztin, kein Wissenschaftler sein, um die Verdauung deines Kindes zu verstehen. Du brauchst vor allem das, was du schon längst mitbringst: Zuwendung, Intuition und den Wunsch, deinem Kind gutzutun. Und das hast du, da bin ich mir sicher. Du hast dir immerhin dieses Buch hier gekauft und folgst mir vielleicht auch schon in den sozialen Medien.

Als Ärztin, aber auch als Mutter weiß ich, wie schnell Sorgen über den Bauch zur Belastung werden können. Wie sehr Eltern manchmal zwischen Unsicherheit, Alltagsstress und gut gemeinten Ratschlägen schwanken. Deshalb ist es mir ein Herzensanliegen, dir mit diesem Buch nicht nur Fakten und wissenschaftliches Wissen, sondern vor allem auch Verständnis und Vertrauen in deine eigene Kompetenz mitzugeben.

Du darfst deinem Gefühl trauen. Du darfst Fragen stellen, Grenzen setzen, Entscheidungen treffen. Du darfst dein Kind individuell betrachten, und du darfst Hilfe holen, wenn du sie brauchst. Die Gesundheit deines Kindes beginnt bei dir; nicht als alleinige Verantwortung, sondern als geteilte Reise. Du bist nicht allein.

Und wenn es doch mal holprig wird auf dem Weg: Atme durch. Schau dein Kind an. Frag dich, was es dir zeigen will. Oft steckt in kleinen Bauchsignalen eine große Botschaft, und die besten Antworten entstehen, wenn wir hinhören, statt nur zu reagieren.

Ein starker Kinderbauch entsteht nicht durch Kontrolle, sondern durch Beziehung, Sicherheit und echte Verbindung.

Ich danke dir für dein Vertrauen und wünsche dir und deinem Kind eine gesunde und glückliche Zeit mit viel gutem Bauchgefühl.

Herzlich,

Dr. med. Celine Schlager

Anhang

QUELLEN

1 Arrieta, M.-C.; Stiemsma, L. T.; Dimitriu, P. A. et al. (2014): *Early infancy microbial and metabolic alterations affect risk of childhood asthma.* Science Translational Medicine, 6(257); S. 257ra145

2 Carlson, A. L.; Xia, K.; Azcarate-Peril, M. A. et. al. (2021): *Infant gut microbiome composition is associated with non-social fear behavior in a pilot study.* Nature Communications, 12(1); S. 3294

3 Arrieta, M.-C.; Stiemsma, L. T.; Amenyogbe, N. et. al. (2014): *The intestinal microbiome in early life: Health and disease.* Frontiers in Immunology, 5; Article 427

4 Dominguez-Bello, M. G.; Costello, E. K.; Contreras, M. et. al. (2010): *Delivery mode shapes the acquisition and structure of the initial microbiota across multiple body habitats in newborns.* Proceedings of the National Academy of Sciences, 107(26); S. 11971–11975

5 Bode, L. (2012): *Human milk oligosaccharides: Every baby needs a sugar mama.* Glycobiology, 22(9); S. 1147–1162

6 Fallani, M.; Young, D.; Scott, J. et. al. (2010): *Intestinal microbiota of 6-week-old infants across Europe: Geographic influence beyond delivery mode, breast-feeding, and antibiotics.* Journal of Pediatric Gastroenterology and Nutrition, 53(1); S. 80–85

7 Mayer, E. A.; Knight, R.; Mazmanian, S. K. et. al. (2015): *Gut microbes and the brain: Paradigm shift in neuroscience.* Journal of Neuroscience, 35(46); S. 13847–13854

8 Koren, O.; Goodrich, J. K.; Cullender, T. C. et. al. (2012): *Host remodeling of the gut microbiome and metabolic changes during pregnancy.* Cell, 150(3); S. 470–480

9 Korpela, K.; Salonen, A.; Virta, L. J. et. al. (2016): *Association of Early-Life Antibiotic Use and Protective Effects of Breastfeeding: Role of the Intestinal Microbiota.* JAMA Pediatrics, 170(8); S. 750–757

10 Pannaraj, P. S.; Li F.; Cerini, C. et. al. (2017): *Association between breast milk bacterial communities and establishment and development of the infant gut microbiome.* JAMA Pediatrics, 171(7); S. 647–654

11 Arrieta, M.-C.; Stiemsma, L. T.; Amenyogbe, N. et. al. (2014): *The intestinal microbiome in early life: Health and disease.* Frontiers in Immunology, 5; S. 427

12 Rook, G. A. W. (2013): *Regulation of the immune system by biodiversity from the natural environment: An ecosystem service essential to health.* Proceedings of the National Academy of Sciences, 110(46); S. 18360–18367

13 Collado, M. C.; Rautava, S.; Aakko, J. et. al. (2016): *Human gut colonisation may be initiated in utero by distinct microbial communities in the placenta and amniotic fluid.* Scientific Reports, 6; S. 23129

14 Victora, C. G.; Bahl, R.; Barros, A. J. et. al. (2016): *Breastfeeding in the 21st century: Epidemiology, mechanisms, and lifelong effect.* The Lancet, 387(10017); S. 475–490

15 Illingworth, R. S. (1955): *Crying in infants and children.* British Medical Journal, 1(4905); S. 75–78

16 Lucassen, P. L.; Assendelft, W. J.; Gubbels, J. W. et. al. (1998): *Effectiveness of treatments for infantile colic: systematic review.* British Medical Journal, 316(7144); S. 1563–1569

17 de Weerth, C.; Fuentes, S.; Puylaert, P. et. al. (2013): *Intestinal microbiota of infants with colic: development and specific signatures.* Pediatrics, 131(2); S. e550–e558

18 de Kruijff, I.; Veldhuis, M. S.; Tromp, E. et. al. (2021): *Distress in fathers of babies with infant colic.* Acta Paediatrica, 110(8); S. 2455–24610

19 Hunziker, U. A.; Barr, R. G. (1986): *Increased carrying reduces infant crying: A randomized controlled trial.* Pediatrics, 77(5); S. 641–648

20 Savino, F.; Cordisco, L.; Tarasco, V. et. al. (2010): *Lactobacillus reuteri DSM 17938 in infantile colic: a randomized, double-blind, placebo-controlled trial.* Pediatrics, 126(3); S. e526–e533

21 Martínez-Lentisco, M. D. M; Martín-González, M.; García-Torrecillas, J. M. et. al. (2023): *Osteopathic Manual Therapy for Infant Colic: A Randomised Clinical Trial.* Healthcare (Basel), 11(18); S. 2600

22 Cook, F.; Giallo, R.; Hiscock, H. et. al. (2019): *Infant Regulation and Child Mental Health Concerns: A Longitudinal Study.* Pediatrics, 143(3); S. e20180977

23 Simonson, J.; Haglund, K.; Weber, E. et. al. (2021): *Probiotics for the Management of Infantile Colic: A Systematic Review.* The American Journal of Maternal/Child Nursing, 46(2); S. 88–96

24 de Kruijff, I.; Veldhuis, M. S.; Tromp, E. et. al. (2021): *Distress in fathers of babies with infant colic.* Acta Paediatrica, 110(8); S. 2455–2461

25 Landgren, K.; Kvorning, N.; Hallström, I. (2010): *Acupuncture reduces crying in infants with infantile colic: A randomised, controlled, blind clinical study.* Acupuncture in Medicine, 28(4); S. 174–179

26 Reinehr, T.; Schnabel, D.; Wabitsch, M. et al. (2019): *Vitamin D supplementation after the second year of life: joint position of the Committee on Nutrition, German Society for Pediatric and Adolescent Medicine (DGKJ e. V.), and the German Society for Pediatric Endocrinology and Diabetology (DGKED e. V.).* Molecular and Cellular Pediatrics, 6; S. 3

27 Funktionelle (nicht-organische) Obstipation und Stuhlinkontinenz im Kindes- und Jugendalter. S2k-Leitlinie der Gesellschaft für Pädiatrische Gastroenterologie und Ernährung (GPGE) und Deutsche Gesellschaft für Kinder- und Jugendpsychiatrie, Psychosomatik und Psychotherapie (DGKJP), 2022

28 Sabino, J.; Tarassishin, L.; Eisele, C. et. al. (2023): *Influence of early life factors, including breast milk composition, on the microbiome of infants born to mothers with and without inflammatory bowel disease.* Journal of Crohn's and Colitis, 17(11); S. 1723–1732

29 Vatanen, T.; Franzosa, E. A.; Schwager, R. et. al. (2018): *The human gut microbiome in early-onset type 1 diabetes from the TEDDY study.* Nature, 562(7728); S. 589–594

30 Bejaoui, S.; Poulsen, M. (2020): *The impact of early life antibiotic use on atopic and metabolic disorders: Meta-analyses of recent insights.* Evolution, Medicine, and Public Health, 2020(1); S. 279–289

31 Arrieta, M. C.; Stiemsma, L. T.; Dimitriu, P. A. et. al. (2015): *Early infancy microbial and metabolic alterations affect risk of childhood asthma.* Science Translational Medicine, 7(307); S. 307ra152

32 Lust, K. D.; Brown, J. E.; Thomas, W. (1996): *Maternal intake of cruciferous vegetables and other foods and colic symptoms in exclusively breast-fed infants.* Journal of American Diet Association, 96(1); S. 46–48

33 Koletzko, S.; Niggemann, B.; Arato, A. et. al. (2012): *Diagnostic approach and management of cow's-milk protein allergy in infants and children: ESPGHAN GI Committee practical guidelines.* Journal of Pediatric Gastroenterology and Nutrition, 55(2); S. 221–229

34 Gueimonde, M.; Laitinen, K.; Salminen, S. et. al. (2007): *Breast milk: a source of bifidobacteria for infant gut development and maturation?* Neonatology, 92(1); S. 64–66

35 Jeong, G.; Park, S. W.; Lee, Y. K. et. al. (2017): *Maternal food restrictions during breast-feeding.* Pediatrics, 60(3); S. 70–76

36 Karcz, K.; Lehman, I.; Królak-Olejnik, B. (2020): *Foods to Avoid While Breastfeeding? Experiences and Opinions of Polish Mothers and Healthcare Providers.* Nutrients, 12(6); S. 1644

37 Mihats, D.; Pilsbacher, L.; Gabernig, R. et. al. (2017): *Levels of estragole in fennel teas marketed in Austria and assessment of dietary exposure.* International Journal for Food and Scientific Nutrition, 68(5); S. 569–576

38 European Medicines Agency (EMA) (2023): *Public statement on the use of herbal medicinal products containing estragole.* Verfügbar unter: https://www.ema.europa.eu/en/documents/other/public-statement-use-herbal-medicinal-products-containing-estragole-revision-1_en.pdf (Zugriff am 07.08.2025)

39 Bristol, D. W. (2011): *NTP 3-month toxicity studies of estragole (CAS No. 140-67-0) administered by gavage to F344/N rats and B6C3F1 mice (CAS No. 140-67-0).* Toxicity report series, 82; S. 1–111

40 Mayer, E. A.; Tillisch, K.; Gupta, A. (2015): *Gut/brain axis and the microbiota.* Journal of Clinical Investigation, 125(3); S. 926–938

41 Subramanian, S.; Huq, S.; Yatsunenko, T. et al. (2014): *Persistent gut microbiota immaturity in malnourished Bangladeshi children.* Nature, 510(7505); S. 417–421

42 European Food Safety Authority (EFSA) Panel on Nutrition, Novel Foods and Food Allergens (NDA) (2019): *Appropriate age range for introduction of complementary feeding into an infant's diet.* EFSA Journal, 17(5), 5780; S. 1–241

43 Abad-Jorge, Ana; Comess, J. E. (2023): *Impact of Early Nutrition on the Gut Microbiome: Health Outcomes and Disease in Infants and Children.* Topics in Clinical Nutrition 38(4); S. 346–362

44 Agostoni, C.; Decsi, T.; Fewtrell, M. et al.; ESPGHAN Committee on Nutrition (2008): *Complementary feeding: a commentary by the ESPGHAN Committee on Nutrition.* Journal of Pediatric Gastroenterological Nutrition, 46(1); S. 99–110

45 Huh, S. Y.; Lee, H. S.; Kim, J. H. et. al. (2011): *The effect of early nutrition on the development of the infant gut microbiome.* Journal of Pediatric Gastroenterology and Nutrition, 53(3); S. 323–328

46 Pearce, M. S.; McKinney, P. A.; Parker, L. (2013): *Early-life antibiotic use and the development of the infant gut microbiome.* Journal of Clinical Microbiology, 51(6); S. 1798–1804

47 Koletzko, S.; Niggemann, B.; Arato, A. et. al. (2012): *Diagnostic approach and management of cow's-milk protein allergy in infants and children: ESPGHAN GI Committee practical guidelines.* Journal of Pediatric Gastroenterology and Nutrition, 55(2); S. 221–229

48 Fiocchi, A.; Brozek, J.; Schünemann, H. et. al. (2010): *World Allergy Organization (WAO) Diagnosis and Rationale for Action against Cow's Milk Allergy (DRACMA) Guidelines.* World Allergy Organ J, 3; S. 57–161

49 Berni Canani, R.; Nocerino, R.; Terrin, G. et. al. (2012): *Effect of Lactobacillus GG on tolerance acquisition in infants with cow's milk allergy: A randomized trial.* Journal of Allergy and Clinical Immunology, 129(2); S. 580–582.e1–5

50 Szilagyi, A. (2015): *Adaptation to lactose in lactase non-persistent people: Effects on intolerance and the relationship between dairy food consumption and evaluation of diseases.* Nutrients, 7(8); S. 6751–6779

51 Gibson, P. R.; Newnham, E.; Barrett, J. S. et. al. (2007): *Review article: Fructose malabsorption and the bigger picture.* Alimentary Pharmacology & Therapeutics, 25(4); S. 349–363

52 Du Toit, G.; Roberts, G.; Sayre, P. H. et. al. (2015): *Randomized Trial of Peanut Consumption in Infants at Risk for Peanut Allergy.* The New England Journal of Medicine, 372(9); S. 803–813

53 Perkin, M. R.; Logan, K.; Tseng, A. et. al. (2016): *Randomized Trial of Introduction of Allergenic Foods in Breastfed Infants.* The New England Journal of Medicine, 374(18); S. 1733–1743

54 Lindfors, K.; Lin, J.; Lee, H. S. et al.; TEDDY Study Group (2020): *Metagenomics of the faecal virome indicate a cumulative effect of enterovirus and gluten amount on the risk of coeliac disease autoimmunity in genetically at risk children: the TEDDY study.* Gut, 69(8); S. 1416–1422

55 Du Toit, G.; Roberts, G.; Sayre, P. H. et. al. (2015): *Randomized Trial of Peanut Consumption in Infants at Risk for Peanut Allergy.* The New England Journal of Medicine, 372(9); S. 803–813

56 Perkin, M. R.; Logan, K.; Tseng, A. et. al. (2016): *Randomized Trial of Introduction of Allergenic Foods in Breastfed Infants.* The New England Journal of Medicine, 374(18); S. 1733–1743

57 Pärtty, A.; Luoto, R.; Kalliomäki, M. et. al. (2013): *Effects of early prebiotic and probiotic supplementation on development of gut microbiota and fussing and crying in preterm infants: A randomized, double-blind, placebo-controlled trial.* The Journal of Pediatrics, 163(5); S. 1272–1277.e1–2

58 Savino, F.; Cordisco, L.; Tarasco, V. et. al. (2010): *Lactobacillus reuteri DSM 17938 in infantile colic: A randomized, double-blind, placebo-controlled trial.* Pediatrics, 126(3); S. e526–e533

59 Rhoads, J. M.; Collins, J.; Fatheree, N. Y. et. al. (2018): *Infant colic represents gut inflammation and dysbiosis.* The Journal of Pediatrics, 203; S. 55–61.e3

60 de Weerth, C.; Fuentes, S.; Puylaert, P. G. B. et. al. (2013): *Intestinal microbiota of infants with colic: Development and specific signatures.* Pediatrics, 131(2); S. e550–e558

61 Savino, F.; Cordisco, L.; Tarasco, V. et. al. (2010): *Lactobacillus reuteri DSM 17938 in infantile colic: A randomized, double-blind, placebo-controlled trial.* Pediatrics, 126(3); S. e526–e533

62 Dominguez-Bello, M.; Costello, E.; Contreras, M. et. al. (2010): *Delivery mode shapes the acquisition and structure of the initial microbiota across multiple body habitats in newborns.* Proceedings of the National Academy of Sciences, 107(26); S. 11971–11975

63 Kampf, G.; Todt, D.; Pfaender, S. et. al. (2017): *Persistence of coronaviruses on inanimate surfaces and their inactivation with biocidal agents.* Journal of Hospital Infection, 104(3); S. 246–251

64 Ansari, S. A.; Springthorpe, V. S.; Sattar, S. A. et. al. (1991): *Potential role of hands in the spread of respiratory viral infections: studies with human parainfluenza virus 3 and rhinovirus 14.* Journal of Clinical Microbiology, 29(10); S. 2115–2119

65 Boone, S. A.; Gerba, C. P. (2007): *Significance of fomites in the spread of respiratory and enteric viral disease.* Applied and Environmental Microbiology, 73(6); S. 1687–1696

66 Patil, K.; Adhikari, M.; Acuff, J. C. et al. (2025): *Environmental factors and inoculation methods impact the survival of Salmonella enterica on food contact surfaces.* Food Control, 134; S. 108635

67 Szajewska, H. D.; Kołodziej, M.; Zalewski, B. M. (2020): *Systematic review with meta-analysis: Saccharomyces boulardii for treating acute gastroenteritis in children: A systematic review and meta-analysis.* Alimentary Pharmacology & Therapeutics, 51(3); S. 211–221

68 Weizman, Z.; Vandenplas, Y.; Shamir, R. et. al. (2014): *Use of Probiotics for Management of Acute Gastroenteritis: A Position Paper by the ESPGHAN Working Group for Probiotics and Prebiotics.* Journal of Pediatric Gastroenterology & Nutrition, 58(4); S. 531–539

69 Motoki, N.; Inaba, Y.; Toubou, H. et. al.; Japan Environment and Children's Study Group (2023): *Impact of breastfeeding during infancy on functional constipation at 3 years of age: The Japan Environment and Children's Study.* International Breastfeeding Journal, 18(1); S. 57

70 Goldenberg, J. Z.; Lytvyn, L.; Steurich, J. et. al. (2015): *Probiotics for the prevention of pediatric antibiotic-associated diarrhea.* Cochrane Database of Systematic Reviews, 2015(12); S. CD004827

71 Candy, D. C.; Edwards, D.; Geraint, M. (2006): *Treatment of faecal impaction with polyethylene glycol plus electrolytes (PEG + E) followed by a double-blind comparison of PEG + E versus lactulose as maintenance therapy.* Journal of Pediatric Gastroenterology and Nutrition, 43(1); S. 65–70

72 Szajewska, H.; Mrukowicz, J. Z. (2001): *Probiotics in the treatment and prevention of acute infectious diarrhea in infants and children: A systematic review of published randomized, double-blind, placebo-controlled trials.* Journal of Pediatric Gastroenterology and Nutrition, 33(2); S. 17–25

73 Ríos-Covián, D.; Ruas-Madiedo, P.; Margolles, A. et. al. (2016): *Intestinal short chain fatty acids and their link with diet and human health.* Frontiers in Microbiology, 7; S. 185

74 von Gontard, A.; Baeyens, D.; Van Hoecke, E. (2011): *Psychological and psychiatric issues in urinary and fecal incontinence.* The Journal of Urology, 185(4); S. 1432–1436

75 Hyams, J. S.; Di Lorenzo, C.; Saps, M. et. al. (2016): *Childhood functional gastrointestinal disorders: child / adolescent.* Gastroenterology, 150(6); S. 1456–1468.e2

76 Sudo, N.; Chida, Y.; Aiba, Y. et. al. (2004): *Postnatal microbial colonization programs the hypothalamic-pituitary-adrenal system for stress response in mice.* The Journal of Physiology, 558(1); S. 263–275

77 Chumpitazi, B. P.; Cope, J. L.; Hollister, E. B. et. al. (2015): *Randomised clinical trial: gut microbiome biomarkers are associated with clinical response to a low FODMAP diet in children with irritable bowel syndrome.* Gastroenterology, 149(6); S. 1787–1797.e2

78 Zhou, Q.; Zhang, B.; Verne, G. N. (2009): *Intestinal membrane permeability and hypersensitivity in the irritable bowel syndrome.* Pain, 146(1–2), S. 41–46

79 Benchimol, E. I., Fortinsky, K. J.; Gozdyra, P. et .al. (2011): *Epidemiology of pediatric inflammatory bowel disease: A systematic review of international trends.* Inflammatory Bowel Diseases, 17(1); S. 423–439

80 Buderus, S.; Scholz, D.; Behrens, R. et. al. (2015): *Inflammatory bowel disease in pediatric patients – characteristics of newly diagnosed patients from the CEDATAGPGE registry.* Deutsches Ärzteblatt International, 112(8); S. 121–127

81 Gevers, D.; Kugathasan, S.; Denson, L. A. et. al. (2014): *The treatment-naïve microbiome in new-onset Crohn's disease.* Cell Host & Microbe, 15(3); S. 382–392

82 Ng, S. C.; Shi, H. Y.; Hamidi, N. et. al. (2017): *Worldwide incidence and prevalence of inflammatory bowel disease in the 21st century: A systematic review of population-based studies.* The Lancet, 390(10114); S. 2769–2778

83 Kelsen, J. R.; Sullivan, K. E.; Rabizadeh, S. et. al. (2020): *North American Society for Pediatric Gastroenterology, Hepatology, and Nutrition position paper on the evaluation and management for patients with very early-onset inflammatory bowel disease.* Journal of Pediatric Gastroenterology and Nutrition, 70(3); S. 389–403

84 Gevers, D.; Kugathasan, S.; Denson, L. A. et al. (2014): *The treatment-naïve microbiome in new-onset Crohn's disease.* Cell Host & Microbe, 15(3); S. 382–392

85 Conte, M. P.; Schippa, S.; Zamboni, I. et al. (2006): *Gut-associated bacterial microbiota in paediatric patients with inflammatory bowel disease.* Gut, 55(12); S. 1760–1767

86 Kelsen, J. R.; Sullivan, K. E., Rabizadeh, S. et al. (2020): *North American Society for Pediatric Gastroenterology, Hepatology, and Nutrition position paper on the evaluation and management for patients with very early-onset inflammatory bowel disease.* Journal of Pediatric Gastroenterology and Nutrition, 70(3); S. 389–403

87 Ni, J.; Wu, G.; Albenberg, L. et. al. (2017): *Gut microbiota and IBD: causation or correlation?* Nature Reviews Gastroenterology & Hepatology, 14(10); S. 573–584

88 Peng, Z.; Li, D.; Wu, N. et. al. (2025): *Safety and efficacy of curcumin in the treatment of ulcerative colitis: An updated systematic review and meta-analysis of randomized controlled trials.* Explore (NY), 21(1); S. 103083

89 Mayer, E. A.; Labus, J. S.; Tillisch, K., Cole, S. W. et. al (2015): *Towards a systems view of irritable bowel syndrome.* Nature Reviews Gastroenterology & Hepatology, 12(10); S. 592–605

90 Dinan, T. G.; Kennedy, P. J.; Morais, L. H. et. al. (2021): *Altered stress responses in adults born by Caesarean section.* Neurobiol Stress, 16; S. 100425

91 Clarke, G.; Grenham, S.; Scully, P. et al. (2013): *The microbiome-gut-brain axis during early life regulates the hippocampal serotonergic system in a sex-dependent manner.* Molecular Psychiatry, 18(6); S. 666–673

92 Rasquin, A.; Di Lorenzo, C.; Forbes, D. et al. (2006): *Childhood functional gastrointestinal disorders: Child/adolescent.* Gastroenterology, 130(5); S. 1527–1537

93 Walker, L. S.; Williams, S. E.; Smith, C. A. et. al. (2007): *Appraisal and coping with daily stressors by pediatric patients with chronic abdominal pain.* Journal of Pediatric Psychology, 32(2); S. 206–216

94 Abbott, R. A.; Martin, A. E.; Newlove-Delgado, T. V. et. al. (2017): *Psychosocial interventions for recurrent abdominal pain in childhood.* Cochrane Database of Systematic Reviews, Issue 1; S. 1465–1858

95 van Tilburg, M. A.; Chitkara, D. K.; Palsson, O. S. et. al. (2009): *Audio-recorded guided imagery treatment reduces functional abdominal pain in children: a pilot study.* Pediatrics, 124(5); S. e890-e897

96 Waelde, L. C.; Feinstein, A. B.; Bhandari, R. et. al. (2017): *A Pilot Study of Mindfulness Meditation for Pediatric Chronic Pain.* Children, 4(5); S. 32

97 Dethlefsen, L.; Huse, S.; Sogin, M. L. et al. (2008): *The pervasive effects of an antibiotic on the human gut microbiota, as revealed by deep 16S rRNA sequencing.* Public Library of Science Biology, 6(11); S. e280

98 Yassour, M.; Vatanen, T; Siljander, H. et al. (2016): *Natural history of the infant gut microbiome and impact of antibiotic treatment on bacterial strain diversity and stability.* Science Translational Medicine, 8(343); S. 343ra81

99 Palleja, A.; Mikkelsen, K. H.; Forslund, S. K. et al. (2018): *Recovery of gut microbiota of healthy adults following antibiotic exposure.* Nature Microbiology, 3(11); S. 1255–1265

100 Hviid, A., Svanström, H.; Frisch, M. (2011): *Antibiotic use and inflammatory bowel diseases in childhood.* Gut, 60(1); S. 49–54

101 Bokulich, N. A.; Chung, J.; Battaglia, T. et al. (2016): *Antibiotics, birth mode, and diet shape microbiome maturation during early life.* Science Translational Medicine, 8(343); S. 343ra82

102 Goldenberg, J. Z.; Johnston, B. C.; Vandvik, P. O. et. al. (2015): *Probiotics for the prevention of pediatric antibiotic-associated diarrhea.* Cochrane Database of Systematic Reviews, 2015(12); S. CD004827

103 Ebd.

104 Yassour, M.; Vatanen, T.; Siljander, H. et al. (2016): *Natural history of the infant gut microbiome and impact of antibiotic treatment on bacterial strain diversity and stability.* Science Translational Medicine, 8(343); S. 343ra81

105 Palleja, A.; Mikkelsen, K. H.; Forslund, S. K. et al. (2018): *Recovery of gut microbiota of healthy adults following antibiotic exposure.* Nature Microbiology, 3(11); S. 1255–1265

106 Collado, M. C.; Rautava, S.; Aakko, J. et. al. (2016): *Human gut colonisation may be initiated in utero by distinct microbial communities in the placenta and amniotic fluid.* Scientific Reports, 6; S. 23129

107 Sudo, N.; Chida, Y.; Aiba, Y. et. al. (2004): *Postnatal microbial colonization programs the hypothalamic-pituitary-adrenal system for stress response in mice.* The Journal of Physiology, 558(1); S. 263–275

108 Madan, J. C.; Hoen, A. G.; Lundgren, S. N. et. al. (2016): *Association of Cesarean Delivery and Formula Supplementation With the Intestinal Microbiome of 6-Week-Old Infants.* JAMA Pediatrics, 170(3); S. 212–219

109 Stewart, C. J.; Ajami, N. J.; O'Brien, J. L. et. al. (2018). *Temporal development of the gut microbiome in early childhood from the TEDDY study.* Nature, 562(7728), S. 583–588

110 Biasucci, G.; Benenati, B.; Morelli, L. et. al. (2008): *Cesarean delivery may affect the early biodiversity of intestinal bacteria.* Journal of Nutrition, 138(9); S. 1796–1800

111 EFSA Scientific Committee et al. (2020): *Scientific opinion on the re-evaluation of ascorbyl palmitate (E 304i) as a food additive in foods for infants below 16 weeks of age and the follow-up of its re-evaluation as a food additive for uses in foods for all population groups.* EFSA Journal, 18(6); S. 1–37

112 Roduit, C.; Frei, R.; Depner, M. et al. (2014): *Increased food diversity in the first year of life is inversely associated with allergic diseases.* Journal of Allergy and Clinical Immunology, 133(4); S. 1056–1064

113 Palleja, A.; Mikkelsen, K. H.; Forslund, S. K. et al. (2018): *Recovery of gut microbiota of healthy adults following antibiotic exposure.* Nature Microbiology, 3(11); S. 1255–1265

114 Jiang, L.; Zhang, L.; Xia, J. et. al. (2025): *Probiotics supplementation during pregnancy or infancy on multiple food allergies and gut microbiota: a systematic review and meta-analysis.* Nutrition Reviews, 83(2); S. 25–41

115 Jernberg, C.; Löfmark, S.; Edlund, C. et. al. (2007): *Long-term ecological impacts of antibiotic administration on the human intestinal microbiota.* ISME Journal, 1(1); S. 56–66

116 Chumpitazi, B. P.; Cope, J. L.; Hollister, E. B. et. al. (2015): *Randomised clinical trial: gut microbiome biomarkers are associated with clinical response to a low FODMAP diet in children with irritable bowel syndrome.* Alimentary Pharmacology & Therapeutics, 42(4); S. 418–427

117 Alsabri, M.; Rath, S.; Abo-Elnour, D. E. (2025): *Efficacy of probiotics in reducing the duration and severity of acute gastroenteritis in children: A meta-analysis of randomized controlled trials.* Journal of Pediatric Gastroenterology and Nutrition, 81(4); S. 1000–1009

118 Orenstein, S. R.; Hassall, E.; Furmag-Jablonska, W. et al. (2009): *Multicenter, double-blind, randomized, placebo-controlled trial assessing the efficacy and safety of proton pump inhibitor lansoprazole in infants with symptoms of gastroesophageal reflux disease.* Journal of Pediatrics, 154(4); S. 514–520.e4

119 Mitre, E.; Susi, A.; Kropp, L. R. et al. (2018): *Association between use of acid-suppressive medications and antibiotics during infancy and allergic diseases in early childhood.* JAMA Pediatrics, 172(6); S. 180315

120 Heinle, H.; Hagelauer, D.; Pascht, U. et. al. (2006): *Intestinal spasmolytic effects of STW 5 (Iberogast) and its components.* Phytomedicine, 13(5); S. 75–79

121 Savino, F.; Cresi, F.; Castagno, E. et al. (2005): *A randomized double-blind placebo-controlled trial of a standardized extract of Matricariae recutita, Foeniculum vulgare and Melissa officinalis (ColiMil®) in the treatment of breastfed colicky infants.* Phytotherapy Research, 19(4); S. 335–340

122 Koulivand, P. H.; Khaleghi Ghadiri, M.; Gorji, A. (2013): *Lavender and the nervous system.* Evidence-Based Complementary and Alternative Medicine, 2013; S. 681304

123 Alexandrovich, I.; Rakovitskaya, O.; Kolmo, E. et al. (2003): *The effect of fennel (Foeniculum vulgare) seed oil emulsion in infantile colic: A randomized, placebo-controlled study.* Alternative Therapies in Health and Medicine, 9(4); S. 58–61

124 Bano, A.; Hepsomali, P.; Rabbani, F. et. al. (2023): *The possible „calming effect" of subchronic supplementation of a standardised phospholipid carrier-based Melissa officinalis L. extract in healthy adults with emotional distress and poor sleep conditions: results from a prospective, randomised, double-blinded, placebo-controlled clinical trial.* Frontiers in Pharmacology, 14; S. 1250560

125 Pelucchi, C.; Chatenoud, L.; Turati, F. et. al. (2012): *Probiotics supplementation during pregnancy or infancy for the prevention of atopic dermatitis: a meta-analysis.* Epidemiology, 23(3); S. 402–414

126 Hayden, C.; Mulinger, B. (2006): *A preliminary assessment of the impact of cranial osteopathy for the relief of infantile colic. Complementary reduces crying in infants with infantile colic: A randomized, controlled, blind clinical study.* Therapies in Clinical Practice, 12(2); S. 83–90

127 Landgren, K.; Kvorning, N.; Hallström, I. (2010): *Acupuncture reduces crying in infants with infantile colic: a randomised, controlled, blind clinical study.* Acupuncture in Medicine, 28(4); S. 174–179

128 Azad, M. B.; Konya, T.; Maughan, H. et. al. (2013): *Infant gut microbiota and the hygiene hypothesis of allergic disease: impact of household pets and siblings on microbiota composition and diversity.* Allergy Asthma Clininical Immunology, 9(1); S. 15

WEITERFÜHRENDE RESSOURCEN UND LITERATUREMPFEHLUNGEN

Fachgesellschaften

Gesellschaft für Pädiatrische Gastroenterologie und Ernährung (GPGE): Offizielle Leitlinien, Klinikempfehlungen zur Ernährung und Magen-Darm-Erkrankungen im Kindesalter

Kompetenznetz Darmerkrankungen e. V. (Kiel): Austauschplattform für Ärzte, Kliniken und Betroffene

Selbsthilfegruppen und Unterstützungsangebote in Deutschland

Deutsche Reizdarmselbsthilfe e. V.: Betreuungsangebote, Infovorträge, Onlinetreffen für Reizdarm-Betroffene

Knopf im Bauch e. V.: Patientenorganisation zum Thema chronische Verstopfung und/oder Stuhlinkontinenz bei Kindern

Deutsche Morbus Crohn / Colitis ulcerosa Vereinigung e. V. (DCCV): Selbsthilfeverband für Kinder und Jugendliche mit chronisch-entzündlichen Darmerkrankungen (CED), Elternnetzwerke, Seminare

Weitere Unterstützungsangebote und Programme

Online-Selbsthilfe-Training »Mein Reizender Darm«: Kostenfreies Programm der TU Dresden für Patientinnen und Patienten mit Reizdarmsyndrom (https://mrd.psych.tu-dresden.de)

BCED-Kids & Teens: Eltern-Mailinglisten, Onlineaustausch und Infoportal bei chronisch-entzündlichen Darmerkrankungen im Kindes- und Jugendalter

»Bauchfreunde«-Methodik: Spielerische Konzepte zur Darmgesundheit mit Kindern (zum Beispiel Fermente, Bewegung, Ernährung)

Bücher für Kinder

von Bornstädt, M.; Grubing, Timo (2023): *Erste Stunde Furzkunde! Wie unser Körper alles gut verdaut,* Arena Verlag, Würzburg

Baseler, M.; van den Brink, A. (2024): *Die Kackwurstfabrik.* 19. Auflage. Klett-Verlag, Leipzig

Praefke, Jacky (2025): *Die Hüterin des Gemüsegartens,* Bennus Media, Bielefeld

Holzwarth, W.; Erlbruch, W. (2014): *Vom kleinen Maulwurf, der wissen wollte, wer ihm auf den Kopf gemacht hat.* 46. Auflage. Peter Hammer Verlag, Wuppertal

REGISTER

DANK

Mein besonderer Dank gilt meinem wundervollen Sohn. Du bist so lebendig, quirlig und voller Freude, dass jeder Tag mit dir ein kleines Abenteuer ist. Mit deinem Lachen, deiner Neugier und deinem unbändigen Entdeckerdrang erinnerst du mich daran, die Welt immer wieder mit Staunen zu betrachten.

Du zeigst mir die kleinen Wunder des Alltags, die wir oft übersehen, und bringst mich dazu, die Dinge bewusster wahrzunehmen. Du gibst mir Kraft, Freude und jeden Tag neue Gründe, das Leben zu feiern – mit all seinen Herausforderungen, aber auch seinen kostbaren Momenten.

Du bist mein Antrieb, nicht nur für eine bessere Welt, sondern auch für ein besseres Ich. Durch dich möchte ich wachsen, lernen, geduldiger und liebevoller sein. Du machst mich zu der Mutter, die ich sein will, und erinnerst mich daran, dass es oft die einfachen Dinge sind, die wirklich zählen.

Danke, dass du bist, wie du bist – ein lebendiges, wunderbares Kind, das mein Herz erfüllt und mein Leben bereichert. Danke, dass es dich gibt – mein kleines, großes Wunder.

Gleichzeitig möchte ich all denen danken, die mich auf meinem Weg begleiten, die mich stärken, mir Halt geben, mich manchmal stützen und immer wieder aufrichten. Für all die Unterstützung, das Vertrauen, die Inspiration und die Geduld, die mich auf meinem turbulenten Weg durch das Leben und bei der Entstehung dieses Buchs tragen. Ohne euch wäre vieles nicht möglich gewesen – dieser Weg, diese Arbeit, dieses Buch.

Mein Dank gilt natürlich auch dem Verlag, allen voran Maren, und meiner Lektorin, die mich mit fachlicher Expertise, Geduld und Feingefühl begleitet haben und dieses Buch in seiner Form erst möglich gemacht haben.

Ich weiß diese Unterstützung wirklich sehr zu schätzen. Danke euch allen von Herzen.

ÜBER DIE AUTORIN

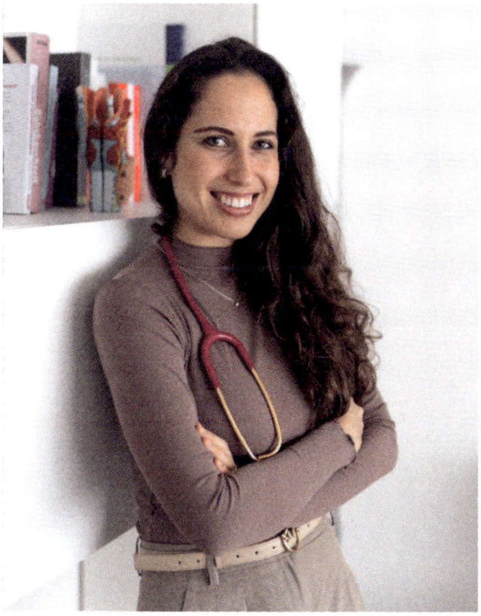

Dr. med. Celine Schlager ist Ärztin für ganzheitliche Familienmedizin mit Schwerpunkt auf Kindergesundheit, integrativer Medizin und dem Mikrobiom. Sie verbindet wissenschaftliche Evidenz mit einem tiefen Verständnis für die emotionalen und entwicklungsbedingten Bedürfnisse von Kindern und Familien. Ihr Ansatz ist erklärend, stärkend und entlastend.

Dr. Schlager verfügt über zahlreiche Weiterbildungen, unter anderem in kindlichem Schlaf, Ernährung, Stillberatung, orthomolekularer Medizin, Mikronährstoffen, Naturheilkunde, Impfungen sowie vegetarischer und veganer Ernährung. Ein besonderer Fokus liegt auf der Rolle des Mikrobioms für Gesundheit und kindliche Entwicklung.

Mehrere Jahre arbeitete sie auf einer Kinderintensivstation und bringt umfassende Erfahrung aus der Akutmedizin mit. Seit 2025 begleitet sie Familien in einer kinderärztlichen Praxis. Zusätzlich berät sie Eltern online, hält Vorträge, bietet Webinare und ist als Expertin in sozialen Medien präsent. Sie ist Autorin, Mitglied in verschiedenen Organisationen und selbst Mutter eines dreijährigen Sohnes, was ihre Arbeit besonders prägt.

Dr. Schlager möchte Eltern stärken, medizinisches Wissen verständlich vermitteln und sie mit Herz und Respekt durch die ersten Lebensjahre ihrer Kinder begleiten. Weitere Informationen finden Sie unter www.drmedceline.com und auf Instagram (@dr.med.celine).

Bibliografische Information der Deutschen Nationalbibliothek
Die Deutsche Nationalbibliothek verzeichnet diese Publikation in der Deutschen Nationalbibliografie. Detaillierte bibliografische Daten sind im Internet über https://dnb.de abrufbar.

Für Fragen und Anregungen
info@m-vg.de

Wichtiger Hinweis
Dieses Buch ist für Lernzwecke gedacht. Es stellt keinen Ersatz für eine individuelle medizinische Beratung dar und sollte auch nicht als solcher benutzt werden. Wenn du medizinischen Rat einholen willst, konsultiere bitte einen qualifizierten Arzt. Der Verlag und die Autorin haften für keine nachteiligen Auswirkungen, die in einem direkten oder indirekten Zusammenhang mit den Informationen stehen, die in diesem Buch enthalten sind.

Ausschließlich zum Zweck der besseren Lesbarkeit wurde auf eine genderspezifische Schreibweise an manchen Stellen verzichtet. Alle personenbezogenen Bezeichnungen sind somit geschlechtsneutral zu verstehen.

Originalausgabe
1. Auflage 2026

Türkenstraße 89
80799 München
Tel.: 089 651285-0

Redaktion: Dr. Susanne Meinrenken
Umschlaggestaltung: Manuela Amode
Umschlagabbildung: Shutterstock / Prostock-studio: Vorderseite; AdobeStock / Aliyudin: Rückseite
Abbildungen Innenteil: AdobeStock / Ranimi: 27; pk74: 36; Micro Vector Market: 40; Creative: 160/161; Lea Ottburg: 191
Layout und Satz: Bernadett Limmer (schere.style.papier), München
Druck: Florjancic Tisk d.o.o., Slowenien
Printed in the EU

PRODUZIERT MIT VERANTWORTUNG

ISBN Print 978-3-7423-0315-8
ISBN E-Book (EPUB, Mobi) 978-3-7453-0611-8